眼科实用技术与疾病诊治

主编　宋学英　郭建莲　尉明花　茹秀华

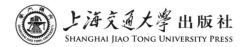

上海交通大學出版社
SHANGHAI JIAO TONG UNIVERSITY PRESS

内容提要

本书首先介绍了眼科疾病常见症状与体征、眼科疾病常用检查方法；然后重点论述了眼睑疾病、结膜疾病、角膜疾病、巩膜疾病等眼科常见疾病的病因病机、临床表现、检查方法、鉴别诊断和治疗手段等内容。本书不仅适合临床眼科医务人员参考使用，而且可供眼视光专业学生参考阅读。

图书在版编目（CIP）数据

眼科实用技术与疾病诊治 / 宋学英等主编. --上海：
上海交通大学出版社，2023.10
ISBN 978-7-313-27835-7

Ⅰ．①眼… Ⅱ．①宋… Ⅲ．①眼科学 Ⅳ．①R77

中国版本图书馆CIP数据核字（2022）第254899号

眼科实用技术与疾病诊治
YANKE SHIYONG JISHU YU JIBING ZHENZHI

主　　编：宋学英　郭建莲　尉明花　茹秀华
出版发行：上海交通大学出版社　　　　　　地　　址：上海市番禺路951号
邮政编码：200030　　　　　　　　　　　　电　　话：021-64071208
印　　制：广东虎彩云印刷有限公司
开　　本：710mm×1000mm 1/16　　　　　经　　销：全国新华书店
字　　数：204千字　　　　　　　　　　　　印　　张：11.75
版　　次：2023年10月第1版　　　　　　　插　　页：2
书　　号：ISBN 978-7-313-27835-7　　　　印　　次：2023年10月第1次印刷
定　　价：158.00元

编委会

主 编

宋学英　郭建莲　尉明花　茹秀华

副主编

帅少帅　杨　俐　钟坤桂

编 委（按姓氏笔画排序）

帅少帅（广东省肇庆市第一人民医院）

杨　俐（贵州省余庆县人民医院）

宋学英（中国人民解放军联勤保障部队第九八九医院）

茹秀华（山东省滕州市工人医院）

钟坤桂（四川省中江爱尔眼科医院）

郭建莲（山东省济南市历下区人民医院）

尉明花（山东省鱼台县人民医院）

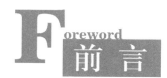

前言

眼科学是研究人类视觉器官和功能的一门科学。近年来,随着经济、文化、教育、科学技术等的迅速发展,眼科学也得到了快速发展,眼科疾病的基础理论研究、临床诊断和治疗均取得了巨大的进步。同时,随着人们生活水平的提高,人们对眼科医疗服务的质量提出了更高的要求。这就需要眼科医务人员及时更新眼科学的基础理论知识,学习眼科相关的最新诊疗技术,以进一步提高诊治技能和临床水平,为患者提供更高质量的医疗服务。鉴于此,我们特组织长期工作在临床一线的眼科医务人员编写了《眼科实用技术与疾病诊治》一书。

本书以服务临床实践为导向,首先简要介绍了眼科疾病的基础知识,包括眼科疾病常见症状与体征、眼科疾病常用检查方法,有助于帮助读者了解眼科学最新的理论知识;然后重点论述了眼睑疾病、结膜疾病、角膜疾病、巩膜疾病等眼科常见疾病的病因及病机、临床表现、检查方法、鉴别诊断和治疗手段等内容,有助于眼科专业人员掌握眼科常用操作技术。本书在编写过程中将最新的眼科领域进展与医务人员的临床经验相结合,内容全面系统,条理清楚,科学实用,具有较强的可读性和可操作性,对于规范眼科疾病检查和治疗,提高疾病治愈率具有重要的指导作用。本书不仅适合临床眼科医务人员参考使用,而且可供医学院校眼视光专业学生参考阅读。

尽管在本书编撰过程中,各位编者做出了巨大的努力,对稿件进行了多次认真的修改,但由于编写经验不足,加上编写时间有限,书中不足之处在所难免,恳切希望广大同道惠予指正,以便再版时修订。

《眼科实用技术与疾病诊治》编委会

2022 年 8 月

$\mathbf{C}$ontents 目 录

第一章

眼科疾病常见症状与体征

第一节 畏 光

畏光是眼球对光线照射不能耐受的一种现象,包括生理性保护反应和病理性反应,这里仅介绍病理状态下的畏光。

一、病因

常见原因有眼前部急性炎症,包括机械性、物理性和化学性等因素所致的眼外伤以及各种原因引起的瞳孔散大。

二、临床表现

(一)炎症性畏光

其因细菌、病毒或真菌等病原体引起角膜、虹膜与睫状体的炎症,均有明显的畏光症状。角膜炎时除畏光外还有疼痛、流泪、睫状充血、角膜混浊或溃疡形成等。虹膜睫状体炎时除畏光外,还有疼痛、流泪、房水混浊、角膜后沉着物、虹膜后粘连和晶状体前囊色素沉着等,并伴有视力下降。

(二)眼外伤

眼外伤主要是角膜、虹膜睫状体的外伤。角膜上皮擦伤、破裂伤、异物伤、热灼伤、电光性眼炎和刺激性毒气伤,除有明显畏光外,尚有角膜损害表现;外伤性虹膜睫状体炎、外伤性无虹膜、外伤性瞳孔散大等除明显畏光外,还有虹膜睫状体损害表现。

(三)瞳孔散大

包括药物性、外伤性和青光眼性瞳孔散大。除具有畏光外,还有视力减退,调节减弱或麻痹,青光眼者还表现为剧烈头痛、眼痛、流泪、视力障碍以及恶心、呕吐等症状。

第二节　眼　痛

眼部疼痛包括眼睑疼痛、眼球疼痛、眼球后部疼痛等。

一、眼睑疼痛

眼睑疼痛为浅在性,疼痛部位明确,患者主诉确切,较易诊断。

(一)病因

眼睑的急性炎症、理化性、机械性损伤、蚊虫叮咬等。

(二)临床表现

1.炎症性疼痛

如眼睑单纯疱疹、带状疱疹和睑腺炎均可表现为眼睑疼痛,炎症消退则疼痛缓解。

2.理化性、机械性损伤性疼痛

包括眼睑皮肤擦伤、裂伤、酸碱烧伤和热灼伤等,疼痛局限且剧烈,并伴有相应皮肤损害。

3.眼睑皮肤蚊虫叮咬

眼睑皮肤局部疼痛伴肿胀,有蚊虫叮咬史,可查见蚊虫叮咬痕迹。

二、眼球疼痛

眼球疼痛可表现为磨痛、刺痛、胀痛等多种形式,常合并有头痛。

(一)病因

1.急性炎症引起眼球疼痛

如角膜炎、巩膜炎、急性虹膜睫状体炎和眼内炎等。

2.急性眼压升高引起眼球疼痛

如急性闭角型青光眼。

3.眼外伤引起眼球疼痛

如角膜异物伤、角膜擦伤、眼球穿孔伤,以及角、结膜热灼伤与化学烧伤等。

(二)临床表现

1.炎症性眼痛

起病急,表现为磨痛、刺痛或胀痛,同时伴有畏光、流泪和眼睑痉挛等症状。

(1)角膜炎:主要表现为刺痛或磨痛,疼痛的程度因感染性质不同而不同。如铜绿假单胞菌性角膜溃疡,疼痛剧烈;真菌性角膜炎则疼痛相对较轻;而病毒性角膜炎因病变区感觉神经不同程度麻痹,疼痛也相应较轻。

(2)球筋膜炎:为磨痛,局限于眼球的一侧,随眼球转动而疼痛加重。

(3)巩膜外层炎:疼痛局限于病变区,有明显压痛及轻度刺激症状。

(4)巩膜炎:包括前巩膜炎、后巩膜炎和坏死性巩膜炎。前巩膜炎时眼部疼痛剧烈,有刺激症状,因病变位于直肌附着处,疼痛随眼球转动而加剧。后巩膜炎时眼痛剧烈,伴有球结膜水肿、眼球突出、眼球运动受限及复视。

(5)急性虹膜睫状体炎:眼球胀痛,触之疼痛加剧,伴同侧头痛,视力剧降,睫状充血,房水混浊,角膜后沉着物及瞳孔缩小、不规则、闭锁或膜闭。

(6)眼内炎:剧烈眼痛、头痛,视力剧降或失明。角膜水肿、前房闪辉强阳性及前房积脓。眼压升高,虹膜膨隆,玻璃体混浊。玻璃体积脓时瞳孔区呈黄光反射。炎症继续发展可发生全眼球炎及急性化脓性眶蜂窝织炎。

2.高眼压性眼痛

原发性急性闭角型青光眼、睫状环阻塞性青光眼和某些继发性青光眼均可引起剧烈眼痛,伴头痛、恶心、呕吐,严重疼痛时,患者有眼球欲脱出之感。视力骤降,睫状充血,角膜雾状混浊,前房浅,眼压常在5.33 kPa以上。

3.外伤性眼痛

(1)角膜上皮损伤:角膜擦伤、异物伤,紫外线及各种化学物质均可致角膜上皮损伤,引起磨痛或刺痛,且随眼球转动而加剧,同时伴有畏光、流泪、眼睑痉挛等症状。

(2)眼球挫伤:挫伤引起的外伤性虹膜睫状体炎可致眼球胀痛;挫伤引起的前房积血、房角后退、晶状体脱位与外伤性白内障均可因继发性青光眼而致眼球胀痛;严重的挫伤引起的眼球破裂伤,因破裂部位多位于角巩膜缘,损伤角膜、虹膜和睫状体而致眼球刺痛。

（3）眼球穿孔伤：伤口多位于眼前部的角膜与巩膜，角膜、虹膜、睫状体受损而致眼球刺痛，同时伴有眼内容物脱出、出血及视力障碍。早期因伤口而痛，晚期则多因继发性炎症而痛。

（4）屈光性疼痛：未矫正的远视、散光、双眼屈光参差太大均可引起眼球、眼眶及眉弓部胀痛。这种因视疲劳引起的疼痛可通过合理矫正屈光不正、适当休息而缓解。

三、眼球后疼痛

眼的感觉神经睫状神经节受损可引起眼球后部的刺痛和牵拉痛。

（一）病因

常见原因为急性球后炎症、出血、外伤及某些全身性疾病。

（二）临床表现

1.急性炎症性疼痛

其包括急性球后视神经炎、眶尖部邻近组织炎症性病灶，如鼻旁窦炎、眼带状疱疹。

（1）急性球后视神经炎：眶内段视神经急性水肿可引起眼眶深部牵引痛和压迫感，尤其是眼球运动时疼痛加剧，同时伴有视力显著下降。

（2）蝶窦炎：因蝶窦位于眶尖部，急性炎症时可出现球后疼痛，此种疼痛多与眼球运动无关，而压迫眼球时疼痛加剧。

（3）眶尖骨膜炎：本病多继发于鼻旁窦炎，眼球后部胀痛，压迫眼球疼痛加剧，眼睑、球结膜水肿，伴有眶上裂综合征，引起动眼神经、滑车神经和外展神经麻痹，眼神经分布区感觉减退或丧失。若视神经受压或炎症浸润可引起眶尖综合征，而导致不同程度的视力减退。

（4）眼带状疱疹：带状疱疹累及睫状神经节时引起球后疼痛，皮肤出现疱疹前数天即可发生。尤其是老年人可因带状疱疹而致难以忍受的球后剧痛。

2.外伤性球后疼痛

眶部及颅脑外伤均可致眶尖部组织出血、水肿而出现球后疼痛，甚至可致眼球前突、运动障碍及视力减退。

第三节　视 觉 异 常

一、形觉异常

(一)视物变形症

视物变形症,即所见物体的形状发生改变。病因有散光、无晶状体眼配戴高度凸球镜片;视细胞排列扭曲,如中心性浆液性脉络膜视网膜病变、黄斑囊样水肿、视网膜与脉络膜肿瘤、视网膜脱离、后极部玻璃体牵引视网膜前膜及视网膜脱离术后等。

(二)视物显大症和视物显小症

1.视物显大症

视物显大症即所见物体比实际大,病因有以下两方面。

(1)屈光不正配戴凸球镜片。

(2)单位面积视细胞增多,如中心性浆液性脉络膜视网膜病变、黄斑囊样水肿、黄斑外伤及出血的后期引起视网膜萎缩。

2.视物显小症

视物显小症即所见物体比实际小,病因有以下三方面。

(1)近视眼配戴凹球镜片。

(2)单位面积视细胞减少,如中心性浆液性脉络膜视网膜病变、黄斑囊样水肿引起的视网膜水肿。

(3)颞叶皮质病变也有一过性视物变小。

(三)幻视

幻视,即眼前出现虚幻的形象。病因有颞叶肿瘤或精神病。

(四)飞蚊症

飞蚊症,指眼前有飘动的小黑影,尤其看白色明亮的背景时症状更明显。病因有:生理性;玻璃体液化和后脱离;玻璃体变性、炎症和积血;视网膜裂孔。

(五)闪光感

闪光感是一种"内视现象",指在外界无光刺激的情况下看到闪电样亮光。病因有:①玻璃体对视网膜的牵拉,如玻璃体后脱离、视网膜脱离前驱期或视网膜下猪囊尾蚴病。②视反质病变引起中枢视觉异常。

二、光觉障碍

(一)夜盲

夜盲,指视力在暗处下降,常见于视杆细胞严重受损。

1.先天性夜盲

先天性夜盲见于视网膜色素变性、白点状视网膜变性、静止型白点状眼底、先天性静止性夜盲、无脉络膜等。

2.后天性夜盲

常见病因有以下几方面。

(1)维生素 A 缺乏。

(2)青光眼。

(3)屈光间质混浊,如周边部角膜病变、晶状体混浊。

(4)视神经或眼底病变,如视神经萎缩、视神经炎、视网膜脉络膜炎、视网膜脱离、高度近视、视网膜铁质沉着症。

(5)与夜盲有关的综合征。

(二)昼盲

昼盲,指视力在亮处下降,常见于视锥细胞严重受损。

1.先天性昼盲

其病因为视锥细胞营养不良、黄斑中心凹发育不良。

2.获得性昼盲

其病因为角膜、晶状体中央混浊;黄斑区病变,如老年黄斑变性、黄斑出血;眼内异物存留;药物中毒,如氯喹视网膜病变。

三、色觉异常

色觉是视锥细胞对各种颜色的分辨功能。在明亮处,视网膜黄斑中心凹和黄斑部的色觉敏感度最高,离黄斑越远,色觉敏感度越低,与视锥细胞在视网膜的分布一致。物体的颜色决定于物体反射光或投射光的波长。

色调(色彩)指光谱中一定颜色的名称。亮度指某一色彩与白色接近的程度,越近白色越明亮。

解释色觉的学说,目前主要是 Young-Helmholtz 提出的三原色学说。由于视锥细胞的感光色素异常或不全而出现的色觉紊乱称为色觉异常。

(一)分类

色觉异常按病因分为先天性色觉异常和获得性色觉异常。

1.先天性色觉异常

先天性色觉异常是性连锁隐性遗传性疾病,视力多良好。可进一步分为一色性色觉(全色盲)、二色性色觉(红色盲、绿色盲和青黄色盲)和异常三色性色觉(红色弱、绿色弱和青黄色弱)。

2.后天性色觉异常

后天性色觉异常是由于视网膜、脉络膜和视路的任一部分病变或损伤引起的。常伴视力障碍。也可分为红绿色盲和青黄色盲或色弱。一般视神经疾病为红绿色盲或色弱,视网膜和脉络膜疾病为青黄色盲或色弱,严重者可为全色盲。凡从事交通运输、美术、化学、医药专业的工作者必须具备正常的色觉。色觉检查是服兵役、升学、就业前体检的常规项目。白内障患者术前色觉检查可以测定视锥细胞功能,估计术后效果。

(二)检查方法

1.假同色图

假同色图也称色盲本。在同一幅色彩图中,既有相同亮度不同颜色的斑点组成的图形或数字,也有不同亮度相同颜色的斑点组成的图形或数字。正常人以颜色来辨认,色觉异常者只能以亮度来辨认。检查在自然光线下进行,检查距离为 0.5 m,一般双眼同时检查,被检查者应在5秒内读出图形或数字,按册内规定判断患者为正常或异常,如为异常,可进一步分辨其为全色盲、绿色盲、红色盲、红绿色盲或色弱。

2.FM-100 色彩试验

其由 93 个不同波长的色盘(波长为 $455\sim 633$ m/μm)固定在 4 个木盒里,可用作色觉异常的分型和定量分析。检查时,嘱被检查者按颜色变化规律,顺序排列色盘,每盒限定 2 分钟,记录编号并记分、作图。正常眼的图形为接近内圈的圆环形图,色觉异常者在辨色困难的部分图形向外移位呈齿轮状。

3.法恩斯沃思色相配列试验

法恩斯沃思色相配列试验检查方法基本同上,可测定色觉异常的类型和程度。

4.Nagel 色觉镜

Nagel 色觉镜利用红光与绿光适当混合形成黄光的原理。正常眼,红与绿有一定的匹配关系,红色觉异常者,红多于绿,绿色觉异常者,绿多于红。根据被检查者调配红与绿的比例,可判断各类色觉异常。

(三)治疗

先天性色觉异常无治疗方法。获得性色觉异常主要治疗原发疾病。

第四节 视 力 障 碍

视力障碍为眼科就诊患者的常见主诉,多表现为视力减退、视物变形、视疲劳和先天性视力不良等。

视力分为中心视力和周围视力。视网膜黄斑部注视点的视力称为中心视力;视网膜黄斑部注视点以外的视力称为周围视力。平时所说的视力通常指中心视力,而视野检查是测量周围视力。

一、视力检查

(一)中心视力检查

中心视力检查包括远视力检查及近视力检查。

(二)远视力检查方法

(1)被检者立于距视力表 5 m 处,或视力表对面 2.5 m 处悬挂一平面镜,患者坐于视力表下,面向镜面进行检查。视力表悬挂高度应使第 5.0 行与被检眼在同一水平线上。

(2)检查时应遮盖一眼,一般应先查右眼,后查左眼。

(3)视力低于 0.1 者,患者向前移动 1 m 距离,视力为 $4/5 \times 0.1 = 0.08$,依此类推。

(4)被检眼距离视力表 1 m 处仍不能辨认最大视标,则视力低于 0.02,应让患者背光而坐,检查者展开手指置于被检眼前,检查能辨认手指的距离,如于 50 cm 处,则记录为数指/50 cm,若不能辨认手指则查手动,如在 30 cm 处能辨认,则记录为手动/30 cm,若不见手动则查光感和光定位。

(5)光感和光定位检查应在暗室内进行,一般测量由近及远直到 6 m 为止。然后再测 1 m 远的光定位,将灯光距被检眼前 1 m 处,向上、下、左、右、左上、左下、右上、右下及中央九个方向移动,被检眼视正前方,测定能否辨认光源方向。

(三)近视力检查方法

近视力检查方法多采用标准近视力表,有 12 行视标。检查在良好照明下进行,先查右眼后查左眼,正常眼应在 30 cm 处看清第 10 行,近视力为 1.0,不能看清最上一行,则视力为 0.1 或 0.1 不见。检查距离可由患者自己调整,应注明近点距离。如记录为近视力 1.0/30 cm。

二、临床症状

(一)急性视力减退

急性视力减退指视力可在数小时或数天内急剧较大幅度减退,严重者达眼前指数或光感,单眼者常为眼局部疾病引起,双眼者多为全身疾病引起。常见于以下几点。

(1)视网膜中央动脉栓塞。

(2)视神经疾病:缺血性视盘病变、视盘(视神经乳头)炎、急性球后视神经炎、视神经外伤、视神经脊髓炎等。

(3)玻璃体与视网膜出血:如视网膜静脉周围炎、视网膜中央静脉血栓形成、眼外伤等。

(4)视网膜脱离。

(5)视中枢病变与功能障碍:如癔症、皮质盲。

(6)全身疾病:高血压、贫血、烟草中毒、头外伤、脑肿瘤等。

(7)急性闭角型青光眼及急性葡萄膜炎等。

(8)角膜炎、角膜溃疡等。

(二)渐进性视力减退

渐进性视力减退呈慢性过程,患者多记不清发病的具体时间和原因。常见于屈光不正、斜视、弱视、慢性眼内炎症、屈光间质浑浊(角膜薄翳、斑翳、虹膜炎后遗症、白内障、玻璃体浑浊)视网膜病变、视神经及视路疾病等。

(三)远视力减退,近视力正常

(1)近视性屈光不正:加镜片可矫正。

(2)调节过度或睫状肌痉挛,引起一时性视力减退,经休息或使用睫状肌麻痹药(如阿托品眼液)后即可改善。

(3)药物性关系:如眼局部滴用毛果芸香碱或全身应用磺胺类药物等,一般停药后即恢复正常视力。

(4)全身性疾病:如部分糖尿病患者、妊娠中毒、马凡(Marfan)综合征等,可通过全身检查证实。

(四)眼底正常,近视力差

(1)轻度远视或老视者验光配镜即可矫正。

（2）扁平角膜：多为先天性眼病。

（3）药物影响：如局部滴用睫状肌麻痹药。

（4）全身因素：包括无晶状体、Adie 瞳孔等。

（五）先天性视力不良

先天性视力不良多为眼发育不全，包括遗传性眼病。其共同特点为眼结构异常，视力低下。

（1）角膜畸形：如圆锥角膜、扁平角膜、先天性小眼球小角膜、大角膜及先天性青光眼等。

（2）虹膜及晶状体异常：包括多瞳症、永存瞳孔残膜、无虹膜及虹膜脉络膜缺损，球形晶状体及无晶状体等。

（3）眼底病变：如原发性视网膜色素变性、视网膜劈裂症、遗传性黄斑变性、视盘缺如、视神经萎缩等。

（4）全身病及综合征：如白化病、马凡综合征、Leber 综合征等。

第二章

眼科常用检查方法

第一节 眼压检查

眼压即眼内压(IOP),是指眼内容物作用于眼球壁的压力。

一、眼压常用的检查方法

(一)指测法

指测法简便易行,但不够精确。检查时嘱患者向下看(图 2-1),检查者用两手示指尖置于上睑,在眼球上方,睫状体部触压,凭指尖触动眼球的弹性,估计眼压。正常者用 Tn 表示。眼压轻度、中度、极度增高时,分别用 T+1、T+2、T+3 表示,反之分别以 T−1、T−2、T−3 表示眼压偏低。

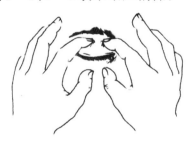

图 2-1 指测法

(二)眼压计测量法

眼压计测量法有压陷式眼压计、压平式眼压计和非接触式眼压计。

1.压陷式眼压计

常用的是 Schiotz 眼压计(图 2-2),应用一定重量砝码以压陷角膜,根据压陷的深度或加压重量推算出眼压。因在测量眼压时造成眼球容积的改变较大,眼球壁(主要是巩膜)硬度(E值)可以影响测量值的准确性。所以对E值异常者需做矫正眼压测量(用轻重不等的砝码5.5 g与10 g或7.5 g与15 g测量查表求出)。

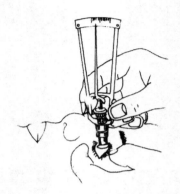

图 2-2　眼压计测量法

　　检查方法:①患者平卧,0.5%丁卡因眼部表面麻醉。②眼压计底盘用75%酒精消毒后备用。③嘱患者伸出示指作为注视目标。检查者用手指分开被检查者上下眼睑,在不压迫眼球情况下,另一手持眼压计,将眼压计底盘轻轻置于角膜中央,依靠眼压计自身的重量压陷眼球。④读出刻度数值,如读数小于3,应增加砝码重量,记录使用的砝码重量和测出的读数,如5.5/3,7.5/5等,查表换算出眼压数值。

　　2.压平式(Goldman)眼压计

　　压平式眼压计用可变重量将角膜压平一定的面积(直径3.06 mm),根据所需重量来测知眼压。

　　压平式眼压计(图2-3)是安装在裂隙灯显微镜上,检查时当所加压力恰好使角膜的压平面积直径为3.06 mm时,可以在裂隙灯显微镜下借助荧光素和钴蓝光片照射,看到两个绿色水平半环的内缘互相交接,从而读出压力的数值。由于这种眼压计使角膜压平面积小,所以引起眼内容积量的改变也很小(仅增加0.56 mm³),受眼球壁硬度(E值)影响也较小,较Schiotz眼压计测出的数值更为精确。

　　3.非接触眼压计

　　非接触眼压计测量眼压时不接触角膜,仪器内气流脉冲使角膜压平一定的面积(3.06 mm直径),根据压平所需的时间,经过计算机换算,得出眼压数值。不需要局部麻醉,不损伤角膜,但注视困难者测量不出。

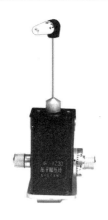

图 2-3　压平眼压计

二、眼压描记

正常眼压的情况下,房水的分泌和从 Schlemm 管排出的量基本相同,维持着一种相对稳定的平衡状态,如果房水的排出受阻,就会引起眼压异常。正常状态下用 Schiotz 眼压计放在角膜上 4 分钟,在反复持续的眼压计重量压迫下,房水逐渐排出,眼压下降。但在青光眼病理情况下,房水通道障碍,外力重量压迫下,眼压下降也不明显。

第二节　眼位检查

测量眼位方法很多,下面介绍常用的一般检查法和常用的现代检查法。

一、假性斜视

外观上有斜视感,实际上并无斜视,这就是通常说的假性斜视。假性斜视出现于下面几种情况。

(一)假性内斜视

(1)乳幼儿鼻根部扁平,使两眼内眼角之间距离增大,在睑裂的鼻侧看不到白色巩膜。

(2)有内眦赘皮。

(3)瞳孔距离非常小;有大的阴性 γ 角。

(二)假性外斜视

(1)瞳孔距离非常大。

(2)有大的阳性γ角。

(3)外眼角狭窄时,鼻根部过窄。

(4)眼球突出。

(5)病理的黄斑部偏位,或先天性黄斑部偏位。

(三)假性上斜视

左右睑裂不等,颜面两侧不对称。

二、γ角及其测量

眼球的解剖学与几何光学之间有某些微小的不一致,因而出现了γ角的问题,见图2-4。①ACNS 光轴:为眼球前极与眼球后极间的连线(眼轴)的延长。②OF 视线:为注视目标与中心窝的连线。③OR 注视线:注视目标与回旋点的连线。④PD 瞳孔中心线:为通过瞳孔中心,于前额面上角膜中心的垂直线。⑤∠ORAγ角:光轴与注视线所成的角。⑥∠ONAα角:光轴与视线所成的角。⑦∠OPD K 角:瞳孔中心线与视线所成的角。临床上测量γ角有困难,故以 K 角代替γ角。多数情况下注视线在光轴鼻侧,此为阳性γ角,如注视线在光轴的颞侧为阴性γ角。一般皆在5°以内,如γ角超过±5°范围,外观上常显示为假性斜视。测量时常用 K 角代替γ角。

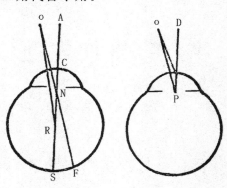

图2-4　α角与γ角

γ角的测量方法如下。①视野计法:患者下颌放在视野计颌台上,被检眼通过视野计弧弓的中心向远方注视,检查者站在视野计背面,将手电光源放在视野弓中心照向被检眼。此时,观察光源反射光点在角膜上位置进行判断,如反射光点在瞳孔中心颞侧为计弧弓上移动光源位置的度数为γ角的度数,若γ不大,用此法检查不够准确。②正切尺检查法:将患者下颌固定于颌台上或头部端正不动,令患者注视正切尺中心光源。如角膜反射光源不在瞳孔中心时,移动光源至光反射光点正在瞳孔中心,光源在正切尺上所移动度数为γ角的度数。③同视机检查法:测量γ角要用特殊的画片(图 2-5)。将此画片置于一侧镜筒内,令患者用该眼注视画片的中心处,如此时镜筒的角膜反射光点恰在瞳孔中心,则其γ角为 0°;如角膜反射光点在瞳孔中心的颞侧,其γ角阴性;如角膜反射光点在瞳孔的鼻侧,其γ角为阳性。然后令被检者依次注视画片上的字母、数字或图形,直到将其角膜反射点移到瞳孔中心时,记录其相应数字,即表示γ角度数。其后再测量另一眼γ角。

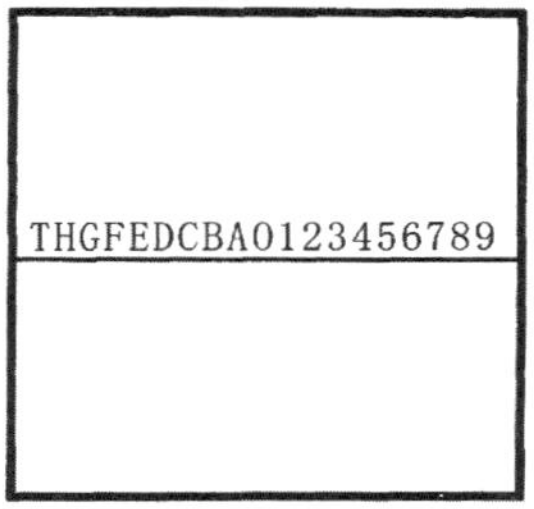

THGFEDCBA0123456789

图 2-5　大弱视镜检查 γ 角用画片

家兔的γ角为+80°,狗为+25°,猫为+13°,人的正视眼γ角平均 5°,远视眼稍大,近视眼稍小,并有时为阴性。左右眼γ角不完全一致。大的阴性γ角的正位眼,很像外斜视,或将有某种程度的内斜视当成正位,大的阴性γ角的正位眼很像内斜视,或将某程度的外斜当成正位。

三、角膜反射法

检查者坐于被检者对面,于被检者眼前约 33 cm 处,手持一小电灯光源(如于暗室可用检眼镜光源),令患者注视点状光源,注意观察被检眼角膜反射光点的位置。如角膜反射光点位于瞳孔缘处为 10°~15°;位于角膜缘与瞳孔缘中间时 25°~30°;当位于角膜缘时约为 45°斜位(图 2-6)。若以角膜弯曲半径为 7 mm 计算,其弯曲面 1 mm 相当于 7°,由角膜中心到角膜缘部距离约 6 mm,如反射光点在角膜缘部为 42°~45°斜位。

本法的优点:对乳幼儿是唯一的他觉斜视度检查法,缺点是角膜面并非完全球面。1 mm 7°的值不完全正确,同时必须考虑γ角的问题,大的γ角呈现假的斜视。

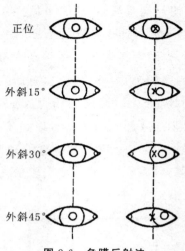

图 2-6　角膜反射法

四、Laurence 斜视尺法

本尺为一个小塑料或铅制成的弧形尺,将弧形端置于下睑缘时弧的弯度恰与下睑缘一致,弧上刻有毫米的标记,其中心为 0°,首先将斜视尺的"0"对准角膜缘,然后遮盖健眼,令其用斜视眼固视。此时角膜缘移位的毫米数为偏斜的角度。移位 1 mm 约等于 5°斜视角(图 2-7)。

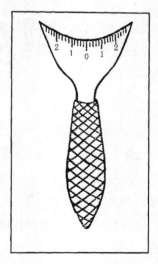

图 2-7　Laurence 斜视尺

五、视野计法

斜视眼对准视野计弧弓中心,固视眼通过视野计 0 点延长到 5 m 处的目标(图 2-8)用手电或蜡烛光源在视野计由 0 点向左右移动,直到将光源反射光点像恰好投射到角膜中心,此时点状光源在视野计弧弓上的所在度数即为斜视度。检查前须先测量 γ 角,以便从斜视度中予以加减。

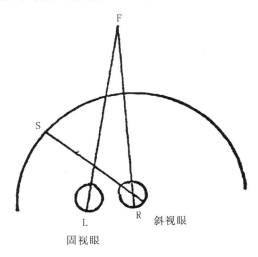

图 2-8 视野计量斜视度法

六、Maddox 小杆加三棱镜法

于一米远距离用 Maddox 小杆加三棱镜,测量各主要注视方向的斜视度,可获得较为准确的数据,对设计麻痹性斜视手术上颇为重要。

方法:让患者坐在距离 Maddox 小杆正切尺前一米远处,固定其头位,在患眼前置 Maddox 氏小杆,先确定线条光所在位置然后用三棱镜中和。如外直肌麻痹时,出现同侧性线条光。放基底向外的三棱镜,使线条光向内侧移动,三棱镜加至线条光与正切尺中心灯光重合时,该三棱镜度即为其偏斜度。

记录法:右眼外直肌麻痹时的检查结果如下(表 2-1)。

表 2-1 右眼外直肌麻痹时检查结果记录方法

		上	
左	正位	内 2△	内15△
	正位	内 4△	内20△
	正位	内10△	内22△
		下	

（右侧标注：右）

又如右眼上直肌麻痹时,其记录方法如下(表 2-2)。

表 2-2　右眼上直肌麻痹时记录方法

<table>
<tr><td colspan="5" align="center">上</td></tr>
<tr><td rowspan="3">左</td><td>左/右10[△]　外4[△]</td><td>左/右12[△]</td><td>左/右20[△]</td><td rowspan="3">右</td></tr>
<tr><td>左/右 3[△]　外2[△]</td><td>左/右 8[△]</td><td>左/右11[△]</td></tr>
<tr><td align="center">正位</td><td>左/右 2[△]</td><td>左/右 3[△]</td></tr>
<tr><td colspan="5" align="center">下</td></tr>
</table>

第三节　眼屈光检查

对于任何视力减退的患者,均应在排除屈光不正的基础上,才能确定其视力障碍的性质。任何视力正常而主诉有眼睛疲劳的患者,也应该在排除屈光不正之后,才能确定眼睛疲劳的原因。在临床工作中,常有将屈光不正误诊为球后视神经炎;把视力正常但有明显视疲劳的远视、远视散光、混合散光误诊为青光眼或神经性眼眶疼痛等,并作一系列的检查和治疗,给患者造成不必要的痛苦及负担。以上情况的发生,主要是没有常规进行屈光检查或屈光检查不准确所致。所以,正确的屈光检查对视功能不良原因的判断及最终作出正确的临床诊断具有重要意义,也是判断眼病治疗效果和预后效果的重要手段。同时,准确的屈光检查结果,也为屈光矫正提供了必要的依据。此外,屈光不正的患者,其眼病治疗后的视力是否有所提高,也必须以治疗前后的矫正视力为基础进行分析比较。

屈光检查有 2 种方法,即客观验光法及主觉验光法。客观验光法不凭被检者的感觉,只凭检查者熟练的检影技术来决定被检眼的屈光状态。客观检影后,当瞳孔回复正常后,再进行主观试镜。主觉验光法只凭被检者主观的感觉,需要有被检者的密切合作。小瞳孔下检查,因为有调节因素的影响,所得结果不一定准确,必要时需要散瞳检查。儿童、青少年因其调节能力较强,应当做散瞳验光。

一、客观验光法

客观验光法是不凭被检查者的主观知觉,而是客观地测定被检眼眼底反射光线所形成像的位置,借此来判断眼球的屈光状态。通过测定被检眼的远点距离,即可知被检眼是否有近视、远视或散光;而测定角膜表面的曲率半径,则可知角膜散光的程度。客观检查法中以视网膜检影法最常使用,它能迅速正确地判断被检眼的屈光状态。作屈光检查时,最好先用客观验光法(检影法),然后再进行主观插片矫正,最后得出较准确的眼镜处方。

(一)直接检眼镜检查法

1.光学原理

假如检查者及被检查者均为正视眼,那么由被检查者眼底发出的光线必为平行光线,并在检查者视网膜上形成清晰的像。假如被检查者为远视眼,其眼底发出的光线则为散开光线,因此检查者必须用调节力或借助凸透镜片,才能在视网膜上成清晰的像。假如被检查者为近视眼,其眼底发出的光线则为集合光线,检查者必须借助一凹透镜片,才能在视网膜上成清晰的像。

2.检查方法

用此法测定屈光时,检查者必须看清被检者视盘周围的眼底,同时了解自己的屈光状态及准确屈光度数,这样才容易得出被检眼的屈光情况及度数。例如:检查者为正视眼,当其看清被检眼眼底而未用任何镜片时,则被检眼必为正视;当用-4.00D看清被检眼眼底时,则被检眼为-4.00D近视;当用+3.00D看清被检者眼底时,则被检眼为+3.00D远视;假如检查者有-2.00D近视,需用-4.00D才能看清被检者眼底,则被检眼为-2.00D近视,因为用-2.00D先矫正了检查者的近视,其余-2.00D才矫正了被检眼的近视。检查时,检者的屈光不正必须矫正,另外检者与被检者的调节必须放松,以免加大误差。这种检查方法只能大致了解屈光状态及屈光度,不能据此开出眼镜处方。

(二)视网膜镜检影法

视网膜镜检影法是借助平面镜或凹面镜,将光线射入被检眼内,然后摇动镜面通过观察瞳孔区的光影移动,来客观测量眼屈光状态。

1.光学原理

(1)光源移动与视网膜像移动的关系:光源由瞳孔进入眼内,在眼底照亮一点,假如光源由下向上移动,则视网膜像由上向下移动(图2-9)。假如O'代表光源,在眼底形成一照明区X,当O'向上移动至O'',那么X必将移行到X'。无论在正视眼、近视眼、远视眼均是这种情形。

(2)平面镜移动与光源移动的关系:平面镜的像位于镜后(图2-10),如图所示AB为一平面镜,O为一灯光,O'为当平面镜在AB时灯光O所成之像。当平面镜向下倾斜至$A'B'$时,O之像向上依行至O''。

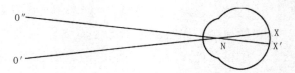

图 2-9　光源移动与视网膜像移动的关系

O′O″:光源;N:结点;XX′:网膜上 O′O″的影像

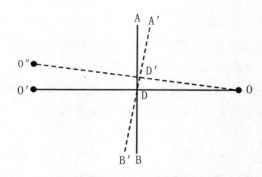

图 2-10　平面镜移动与光源移动的关系

O:光源;O′:光源 O 在平面镜 AB 倾斜到 A′B′时的像

（3）屈光不正眼所见:将眼底照明区作为光源,由眼底射出后,在各种屈光不正眼中所见情况不同。

在远视眼中,由眼底发出的光线为散开光线,类似由眼后的某一点发出（图 2-11）,如图所示,X 为眼底照明区,光线似由 A 点发出,假如 X 移至 X′,则光线似由 A 移至 A′,即当照明区向下移动时,所见光影也是向下移动。

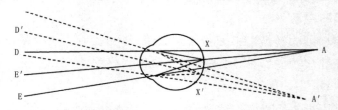

图 2-11　在远视眼中,眼底照明区移动与光影移动的关系

XX′:眼底照明区;AA′:光线发出点(虚焦点);DE、D′E′:光影

在近视眼中,光线由眼底的照明区射出后为集合光线,在眼前某一距离形成焦点（图 2-12）。如图所示,光线由眼底照明区 X 发出,于眼前 A 处形成一焦点,假如照明区向下移动,即由 X 移至 X′,其像则由 A 移至 A′,即当照明区向下移动时,所见光影向上移动。

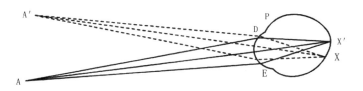

图 2-12 在近视眼中,眼底照明区移动与光影移动的关系

XX′:光线发出点;AA′:像

检影法实际上是根据透镜的共轭焦点理论而产生的。在正视眼不用调节时,5 m 以外投射来的平行光线在视网膜上成焦点,此时 5 m 以外的发光点与视网膜上的焦点互为共轭焦点。上述视网膜的影像,也可看作是一个发光点,它向外发出的光线出了眼外就是平行光线;同样,由近视眼视网膜上一发光点向外发射光线时,则必定是向远点聚合的光线;而由远视眼视网膜上一点向外发射的光线必定为散开光线,此散开光线的逆向延长线相交于眼后的一点即远视眼的远点。视网膜上的像总是与其远点互成共轭焦点的。

在检影时,假如检查者在无限远,则可见远视眼的像为顺动,近视眼的像为逆动,正视眼的像为不动。当顺动或逆动转换为不动时即称作返转点或中和点。一般检查者不可能在无限远处,常需选择一定的距离,因此被检查者的远点假如正是检查者眼的所在处,即出现返转点。比如检查者与被检查者的距离为 1 m,即被检查眼的远点为 1 m,则表明该被检查眼有 1D 的近视。假如检查距离为 2 m,即被检者的远点在 2 m 处,则有 0.5D 近视。假如检查距离为 0.5 m,即被检者的远点在 0.5 m,则该眼有 2D 近视。目前不论使用哪种检影镜检影,其检查距离多为 1 m,因为 1 m 距离看影动最清楚,取放镜片亦方便,假如距离太近,则计算距离稍有偏差则对验光结果影响较大。

2.注意事项

检影时应注意影动的方向、速度和形态。

(1)影动的方向有顺动、逆动和不动 3 种:顺动即瞳孔区的影动与平面镜倾斜的方向一致;逆动即瞳孔区的影动与平面镜倾斜的方向相反;不动即平面镜倾斜时瞳孔区光影不动。所见为顺动时,被检眼为远视、正视或<1D 的近视;逆动为>1D 的近视;不动为 1D 的近视(一般指检查距离为 1 m 时)。

(2)影动的速度与屈光不正的高低有关:屈光不正度数越高,影动越慢;屈光不正度数越低,影动越快。如图 2-13 所示,近视眼成像于眼前远点处,近视度数越高远点越近;近视度数越低远点越远。因此当镜动时,近视度高者影动 Dd 较慢;近视度数低者,影动 Cc 较快。而远视眼因其像成于眼后的远点处,远视度越高,远点越近影动 Dd 越慢;远视度数越低,远点越远影动 Cc 越快(图 2-14)。

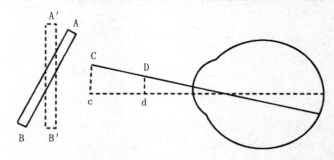

图 2-13　在近视眼中,影动速度与屈光不正度数的关系

Cc:近视度低者的影像;Dd:近视度高者的影像

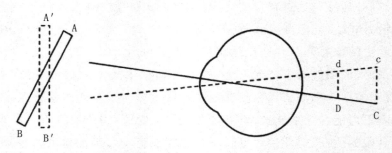

图 2-14　在远视眼中,影动速度与屈光不正度数的关系

Dd:高度远视远点影像;Cc:低度远视远点影像

(3)影动的形式:大而圆形的影动,多为单纯近视或单纯远视。假如瞳孔区出现一光带,则为散光的表现。

根据以上不同的影动形态,顺动者加正球镜片;逆动者加负球镜片;散光加柱镜片。此外,可根据影动的速度来加减镜片度数,直至不动。

3.检影时所见的几种特殊情况

(1)剪动:在瞳孔区可见两个光带,多在水平子午线上或相距不远。当平面镜移动的方向在垂直子午线时,此两条光带相向或相反而动,因其动作很像剪刀两刃的活动,故称为剪动。这种情况常见于不规则散光、角膜瘢痕或晶状体位置倾斜时。

(2)球面像差:当瞳孔中央部分与周边部分的屈光不同时出现球面像差,分为正、负两种。正球面像差即周边部的屈光力强于中央部,即当瞳孔中央部达到返转点时,其周边部的映光变宽且为逆动。近视性准分子激光角膜屈光手术后,

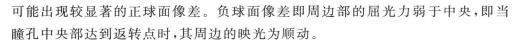

可能出现较显著的正球面像差。负球面像差即周边部的屈光力弱于中央,即当瞳孔中央部达到返转点时,其周边的映光为顺动。

(三)带状光检影法

带状光检影法的基本操作与一般点状光平面镜检影法相似。检查者与患者相距 1 m,右手握镜大拇指将套管推至最高位,示指中段置于缺口前面与内管壁接触,使内管旋转而置光带于不同径线。移动镜柄,同时由平面镜中央小孔观察被检眼瞳孔内光带的活动及特征。假如为高度屈光不正,其光带较暗、宽、移动缓慢;而低度屈光不正,光带明而窄,移动快。需注意镜柄偏动的方向应与光带垂直,检查 180°径线屈光状态时,光带置于 90°,左右偏动;检查 90°径线上屈光状态时,光带于 180°作上下偏动;检查 45°径线方向上屈光状态时,光带置于 135°,沿 45°径线方向偏动,依此类推。凡远视眼、正视眼及 -1D 以下的近视眼,光带均为顺动;凡 -1D 以上的近视眼,光带均为逆动;当被检眼恰为 -1D 近视时,光带充满瞳孔区,称为中和光带。在带状光检影时,除观察光带是顺动、逆动或中和外,还要注意光带的宽窄、明暗及逆动的快慢,以判断屈光不正的性质及度数的高低。当检查被检眼是否有散光时,可用示指旋转灯座管,检查者可观察被检眼瞳孔内各径线的光带有无区别,假如无区别,则说明无散光;倘若光带宽窄度、明暗度及顺逆方向不同,则说明有散光存在,应找出互相垂直的两条主要径线,一般比较 90°与 180°子午线上光带有无差别即可。

(四)角膜曲率计

其主要功能是测量角膜前表面的曲率半径(屈光力),可测出因各种角膜疾病或手术后引起的角膜散光,对具有正常范围屈光力(40~46D)的规则角膜,具有很高的准确性和可重复性,精确度可达±0.25D;可作为主观验光以及计算人工晶状体度数的参考,有一定的实用价值。但其测量区域较局限,只能测量角膜中央 3 mm 的平均屈光力,而不能测量角膜其他部位的屈光力。

(五)自动验光仪

随着光学及电子技术的发展,涌现出多种不同类型不同功能的自动(电脑)验光仪,它们综合了以往的许多原理和方法,并附有放松调节的装置:操作快捷、简便,可迅速客观地测出眼的屈光度数,是一种快速和有价值的屈光筛检方法。目前广泛应用的自动验光仪,以红外线为光源,根据 Scheiner 双针孔原理设计视标,并与电脑自动化系统相配合,使测量的精确度达到 0.12~0.25D,假如结合睫状肌麻痹剂消除眼的调节作用,可与静态检影法的结果相符。当被检眼对好位置后,只需 1~2 秒钟即可测出其球镜、柱镜度数及轴位,并可将结果打印出来。

(六)睫状肌麻痹剂的使用

临床上通常在被检眼的调节作用处于完全松弛状态下进行检影(静态检影法)或做自动验光仪检查。常用睫状肌麻痹剂来抑制眼调节作用,同时使瞳孔扩大以助于光影的观察。多用于儿童、青少年及远视性屈光不正。滴用睫状肌麻痹剂后,眼的调节麻痹或很弱,这时所得到的检影验光或自动验光仪检查结果,在缩瞳、睫状肌麻痹作用消除后不一定完全接受,所以需要试镜复验,然后再给予配镜处方。常用的睫状肌麻痹剂如下。

1.阿托品

药物作用强、维持药效时间长,多用于12岁以下的儿童特别是首次进行屈光检查者。多采用1%～2%阿托品眼膏,每天2次,共3～5天。用药后最好压迫泪道1～2分钟,以避免不良反应(口干、面红、心跳加速等),其麻痹作用一般持续2～3周。

2.后马托品

其药物作用力量较阿托品弱但起效快、持续时间较短。多用于12～40岁患者,给予2%～3%眼药水或眼膏。眼药水可10～15分钟一次,共用5～6次后即可检查;眼药膏可用2～3天,每天2次,其作用可持续3～4天,最长1周。

3.复方托吡卡胺

本药物成分为托吡卡胺及去甲肾上腺素,前者具有阿托品样的副交感神经抑制作用,可引起睫状肌麻痹及瞳孔散大;后者具有肾上腺素样的交感神经兴奋作用,表现为散瞳及局部血管收缩作用。验光前每5分钟点药一次,连续4次,最后一次点药后20分钟即可验光。点药后5～15分钟开始散瞳,15～90分钟散至最大,维持1.5小时左右开始缩小,一般持续5～10小时后恢复正常。本药对睫状肌的麻痹作用不如阿托品及后马托品强,因此对于儿童及远视患者,最好使用较强的睫状肌麻痹剂。

上述睫状肌麻痹剂,青光眼患者在多数情况下禁用。高血压、冠状动脉供血不足者,应禁用或慎用复方托吡卡胺或复方托吡卡胺眼液。

二、主觉验光法

主觉验光通常是在客观验光的基础上,对客观验光结果进行精细调整,以更符合被测者的视觉要求。

(一)显然验光法

规范的显然验光应在综合验光仪上进行。综合验光仪是将各种测试镜片组合在一起,不仅用于验光,还可用于隐斜等检测,是目前为达到最佳矫正视力而需要的最佳主觉验光设备。其检查程序如下。

1.首次最正球镜时的最佳视力检查

在检影或电脑验光的基础上进行。被检者坐在距远视力表 5 m 处,将镜架置于眼前,调整瞳距,一眼先用黑色不透光遮片遮挡,两眼分别检查。按检影或电脑验光所测得的结果,将矫正球、柱镜片置于被检眼前,循序使用+0.25D 球镜、-0.25D 球镜,叠加于原镜片前以增减原镜片球镜度数,使被检眼在最正的球镜度数下,获得最佳的视力。例如对于+1.00D 远视者,依次递增+0.25D,直到视力开始减退为止,如加到+1.50D 视力尚正常,而加到+1.75D 时视力减退,则+1.50D 即为其远视度数。而对于近视者,比如用-1.50D 矫正视力为 1.2,用-1.25D 矫正视力仍为 1.2,而用-1.00D 矫正时视力开始下降,则-1.25D 为其近视度数。

2.首次红绿试验

首次红绿试验是根据眼的生理性光学缺陷—色像差而设计的。不同波长(颜色)的光线在通过眼的屈光系统后,并非全都聚焦在视网膜上。对于正视眼,假如波长为 570～590 nm 的黄光汇聚在视网膜上,则波长较长的红光由于折射率小而聚焦于视网膜后,而波长相对较短的绿光折射率大聚焦于视网膜前。因此,如果眼对于黄光是正视眼,则对红光来说是远视眼,对绿光来说是近视眼。根据这一原理,可以用红、绿玻璃交替置于眼前,比较有无差别。如用红玻璃看得较清楚,即为近视眼,应加凹透镜;如用绿玻璃看得较清楚,即为远视眼,应加凸透镜,直至两色的清晰度相等为止。

3.交叉柱镜调整散光轴位和度数

交叉柱镜是将两个屈光度相等,符号相反的柱镜片磨制在一个透镜的正反面上,且两轴向互相垂直,常用者为±0.25DC 及±0.50DC。轴向在镜片上以正负号标出,在两符号中间是交叉柱镜正负屈光力相抵消之处,其屈光力为零,交叉柱镜的持柄即位于此。检查者在捻转持柄而翻转镜面时,使镜片的正负轴向做了 90°改变,即正负轴向对换。

检查时,将交叉柱镜的持柄置于所矫柱镜片的轴位上,来回翻转试之。如果前后视力无变化,说明所用柱镜片的轴位正确;如果觉得某一面较清楚,就将柱镜片的轴向朝交叉柱镜相同符号的方向移动 5°,再将持柄与新轴重合,重新翻转测试,反复调整柱镜片轴向,直至两面清晰度相同为止。此时的柱镜片轴向即是该眼所需矫正柱镜片的轴向。

然后,将交叉柱镜的一个轴与柱镜片的轴相重合,翻转测试比较两面清晰度。如原负柱镜片的轴位于180°,当交叉柱镜的负轴与之重合时视力增进,则表明原负柱镜片度数不足,应换一较强者;反之,如交叉柱镜的正轴与之重合时视力增进,则表明原负柱镜片度数过强,应换一较弱者。当交叉柱镜的两面放在与柱镜片相同的轴上都不能使视力增进,则表明所用散光镜片度数合适。

4.再次最正球镜时的最佳视力检查

再次循序使用+0.25D球镜、−0.25D球镜,叠加于原镜片前以增减原镜片球镜度数,使被检眼在最正的球镜度数下,获得最佳的视力。

5.再次红绿试验

再次用红、绿玻璃交替置于眼前,比较有无差别。调整球镜度数直至两色的清晰度相等为止。

6.双眼平衡

双眼屈光状态分别检查完成后,分别测试比较清晰度,并进行适当调整,使两眼视力尽可能保持一致。最后,根据屈光检查结果,试戴眼镜进行活动及阅读,观察舒适度。

(二)云雾法

将一高度凸球镜片(+3.0～+4.0D)置于受检眼前,使患者的睫状肌处于放松休息状态,而视力明显下降、呈现近视状态视物模糊不清,有如处于云雾之中,故称之为云雾法。此方法对于青光眼患者及对于睫状肌麻痹剂过敏的患者最好,一般仅用于远视及远视散光者,也可用于假性近视的诊断,其方法为在眼前放置一凸球镜片,比如用检眼镜预测为+2.00D,则可放置+4.00D的球镜片,此时嘱患者观看远视力表30分钟后,睫状肌逐渐松弛,直至调节功能暂时处于休息状态(这与应用睫状肌麻痹剂的作用相似)以后,再逐渐减少凸透镜的度数(每次约减少0.5D,在更换镜片时必须先放后取),必要时加凹柱镜片,直至获得最佳视力。

(三)散光表验光法

散光表检查法可以较快确定有无散光及散光的轴向。由于规则散光是互相垂直的两个子午线上屈光力不等,故其看散光表时,线条浓淡不一,且最清楚的线条与最模糊的线条垂直相交。如近视散光,眼的散光存在于所见散光表上线条最清楚的方向上。而矫正近视散光要将负柱镜的轴放在线条模糊方向。而远视散光时,由于调节作用的影响,看散光表线条的浓淡,清晰度可以变化,为获得正确矫正结果,需结合雾视法放松调节,即将远视散光变成近视散光,然后再用上述近视散光的矫正方法进行矫正。例如：－2.00DC×180°的散光眼,其散光力量在垂直子午线上,水平线是正视的即其散光轴在180°。此散光眼将水平光集焦在视网膜上,而垂直光在视网膜前形成焦线,因而把每个黑点看成是上下两端带着尾巴的模糊黑点。此散光眼所看到的垂直线,都是由无数的黑点纵向重叠而成,所以它比正视眼看到的线条细而黑,线条两边的边界很清楚,但线的上下端是模糊的。水平线是由无数的上下端带着尾巴的黑点并行排列而成,这种线条粗而淡,边界非常模糊,所以散光表上的模糊线条,代表散光轴位(图2-15)。

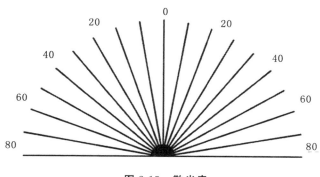

图 2-15 散光表

(四)针孔片及裂隙片检查法

1.针孔片

针孔片是中央有一直径为 1 mm 圆孔的黑遮片,根据针孔成像的原理,用来增加物像在视网膜上的清晰度以提高视力。置此片于受检眼前,可阻止周围光线干扰,将瞳孔人为地缩小,消除眼屈光系统中周边部分的光学作用,克服部分散光,并可增加所观察的外界物体的景深。比如在判断视力减退是由屈光不正引起还是由眼病所致,最简单的方法就是利用针孔片进行检测:如是屈光不正者,其中心视力会有所提高。如是屈光介质病变、眼底病变等,则视力不能提高。这样就可将屈光异常和屈光介质病变、眼底病变进行定性鉴别。但是,仅依此点不能确定屈光异常的性质及度数。

2.裂隙片

其中央刻有一长 25 mm、宽 2 mm 的裂隙黑遮片,对于那些低视力又不能作出满意检影的患者可使用裂隙片。利用裂隙可以遮挡裂隙方向以外的光线,对散光眼而言,不同子午线方向上的屈光力不同,所以当裂隙处在散光力量最小的子午线方向时,视力增进。用此法可以确定散光的轴向。检查时,将裂隙片放在试镜架上,缓慢旋转裂隙的方向,记录患眼距 5 m 远处获得最好视力之裂隙方位。然后用插镜片法变换不同的凸或凹球镜片矫正其视力,找出使视力提高最多的最强度凸球镜片或最弱的凹球镜片,即为此径线的屈光度。然后将裂隙片旋转 90°,再用各种球镜片试验,同样获得最好视力的镜片度数。这样,两个主径线的屈光不正度数都被测出来了。例如:裂隙处于垂直位时,患眼视力可达 1.0,且在裂隙片前放置凸球镜片即变模糊,则其垂直方向为正视。又比如将裂隙放在水平方向上视力提高,用 -2.00D 可得到最好视力,然后将裂隙旋转 90°,再进一步矫正,用 -3.00D 得到最佳矫正,则验光结果为: -2.00Ds-1.00Dc×180。

第四节　眼球运动检查

眼球运动检查对斜视的诊断和治疗均有重要意义,通过望诊可查到眼球运动是否受限,眼睑有无下垂,瞳孔的改变以及有无代偿头位等;通过两眼在第一、第二、第三眼位辐辏和开散运动,可判断斜视的类型和性质,用眼电生理检查能较准确地查到每条肌肉的功能状态及查找弱视的原因等。

一、随意运动检查法

(一)眼球运动范围检查法

检查者与被检者面对面端坐,检查者用手电光源作视标,向正面、向左、右、上、下、右上、右下、左上、左下 9 个方向移动。被检者注视光源并作各方向的眼球随意运动,此时观察眼球运动正常与否。两眼运动正常范围:眼球外转时角膜外缘达到外眦角;眼球内转时瞳孔内缘达到小泪点;上转时角膜下缘达到内外眦角连线(或瞳孔上缘达到上睑缘);下转时角膜上缘达到内外眦角连线(或者瞳孔下缘达到下睑缘);辐辏时角膜内缘达到上下泪点连线上。

这种检查方法可粗略判定眼球运动正常与否,适合于幼儿或者不合作的儿童。

(二)注视野检查法

本法是用周边视野计较精确地测得眼球运动范围。首先使患者固定头位,令患者用一眼注视检查者手中 1 cm 直径的白色视标,视标中间写有"注"字(或者用手电筒的灯泡做光源),然后检查者在视野计弧上按8个方向移动视标,被检者眼可随视标移动至看不清视标上的字迹,按8个方向记录视野弓上的度数。正常者各方向约 50°,然后再检查另一眼。如某一方向度数超过 50°,该作用方向肌肉功能亢进,如某一方向度数<50°,该作用方向的肌肉功能减退。一般地说某一方向的度数>5°或<5°以上有参考价值。

如果将眼球运动用 mm 数表示,平均外转运动距离是 9.3 mm,内转运动距离平均10.4 mm,1 mm 按 5°计算,易计算出其度数。

(三)牵引试验

由于各种原因眼球运动发生障碍时,眼球运动范围缩小。比如:外直肌纤维化时,眼球内转功能明显减弱,外直肌麻痹时,眼球外转功能不同程度的减弱。用此方法可较好地区别眼球运动障碍属于功能性还是器质性。

牵引试验方法:用1%丁卡因或者2%利多卡因行表面麻醉,也可用2%普鲁卡因行结膜下麻醉。此后用固定镊子挟住近角膜缘处的球结膜,然后令患者注视各方向的目标。检查者可通过牵引时感觉判断眼球运动障碍的程度和性质。有人用牵引试验企图证明斜视术后能否发生复视的主要手段,是不合适的。

牵引试验可做如下疾病的鉴别诊断。

1.下直肌外伤性不全麻痹和眼眶骨骨折

下直肌外伤性不全麻痹时,无眼球上转受限,眼眶骨骨折时有眼球上转受限。

2.上斜肌腱鞘综合征和下斜肌不全麻痹

上斜肌腱鞘综合征时,眼球呈内转位,眼球上转运动受限。下斜肌不全麻痹时,眼球呈内转位,但无眼球上转运动受限。

3.Duanes眼球后退综合征

Duanes眼球后退综合征时,用本法检查可发现眼球内转功能明显受限,推测外直肌纤维化改变。

4.下直肌甲状腺病与上转肌不全麻痹

下直肌的甲状腺病时有眼球上转受限,上转肌不全麻痹时,无眼球上转受限。

二、两眼共同运动检查法

本检查是在两眼开放的状况下,比较两眼协调运动。本法是以两眼转动到极限时两眼球回转眼位之差来确定每条肌肉功能过强或不足。回转眼位检查,可合并使用遮盖法,并要检查第一眼位和两眼各方向的眼球运动有无异常。

(一)共同性和非共同性斜视

当两眼做回转眼位时,不论哪只眼作固视眼和向任何方向注视,其斜视角不发生变化的称共同性。当两眼做回转眼位时,其向各方向注视眼位,只要变更固视眼,斜视角发生变化的称非共同性。共同性者并不是绝对所在回转眼位时其斜视角完全一致,微小的变化应当看作是正常的。

(二)第一斜视角和第二斜视角

无论是共同性斜视或非共同性斜视,遮盖固视眼(健眼)时,斜视眼的偏斜度为第一斜视角,偏斜眼(麻痹眼)固视时,健眼的偏斜度称为第二斜视角。在非共同性斜视时,根据 Hering 法则(即在两眼运动时,两眼协同肌所接受的神经冲动和所发生的效果是一致的),麻痹眼固视时,健眼的协同肌所接受的神经冲动明显大于患眼的协同肌,故其功能过强引起第二斜视角大于第一斜视角。比如左眼的外展神经麻痹时,左眼外直肌所接受的神经冲动很弱,左眼外直肌的协同肌—右眼内直肌所接受的神经冲动强于左眼外直肌,故右眼内斜度大于左眼(患眼)内斜度。

(三)功能过强与减弱

当检查两眼回转眼位时,如果发现其斜视角有改变,说明向某一方向作用的肌肉有功能过强或减弱。功能过强常由于其固视眼的拮抗肌作用减弱及另一眼的协同肌作用减弱所引起的继发性改变。明确功能过强或减弱对斜视手术时选择肌肉及手术量是很重要的。

检查时首先用遮盖法观察向哪一个方向注视时垂直偏斜。比如注视右上方或左上方时垂直偏斜最大,是上转肌群(上直肌或下斜肌)的异常。在注视右下方或左下方时,垂直偏斜最大,则是下直肌或上斜肌等下转肌群的异常。

在上、下肌群中要区别直肌和斜肌,看其垂直偏斜度在内转位时大或在外转位时大。若在内转位时垂直偏斜大则上、下斜肌异常,若在外转位时垂直偏斜大则上、下直肌异常(图 2-16)。

在第一眼位遮盖右眼,左眼固视,移去遮盖时发现右眼处于上斜状态,若偏斜角小不易发现,再遮盖左眼,此时上斜视的右眼固视注视点从上转位向下移位,可证明右眼上斜,左眼处于下偏斜。

当交替性上隐斜时,两眼被遮盖都出现上转眼位(上斜),不遮盖可控制眼位不出现眼位偏斜。

垂直偏斜与垂直肌肉功能过强,可参考下列几种情况鉴别:①水平共同性斜视(内斜视或外斜视)合并垂直偏斜的,多为垂直肌肉功能过强,小部分属于交替性内斜视或交替性外斜视。②突然发生垂直性复视的垂直性偏斜多为垂直肌肉麻痹或者不全麻痹。

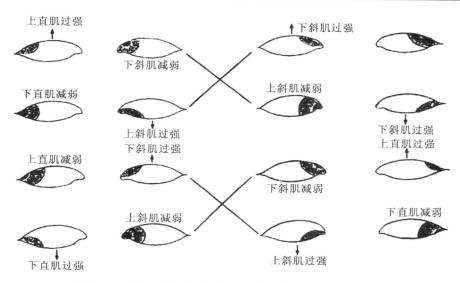

图 2-16　斜肌功能过强或减弱与直肌功能过强或减弱的鉴别

当有垂直肌肉麻痹,眼球向麻痹肌肉作用方向转动时,出现功能减弱:①下斜肌麻痹时,眼球运动方向内上不能或明显减退。②下斜肌麻痹时,眼球运动方向内下不能或者减退。

垂直肌肉功能过强:①上斜肌功能过强时,眼球向内下转,其下转功能过强。②上直肌功能过强时,眼球向外上转,其上转功能过强。③下直肌功能过强时,眼球向外下转,其下转功能过强。④下斜肌功能过强时,眼球向内上转,其上转功能过强。

三、异向运动检查法

异向运动有辐辏、开散、上下分离、异向旋转运动等,两眼各向相反方向运动的称为异向运动。

(一)辐辏运动检查

辐辏运动包括如下 4 个因素:①调节性辐辏。②融像性辐辏。③接近性辐辏。④紧张性辐辏。

上述 4 种辐辏因素可单独发生或联合发生,唯有紧张性辐辏是在睡醒后就经常发生。由内直肌紧张而发生,临床上很难测定。

相对性辐辏和调节性辐辏的测定:一般用同视机测量,在同视机两个画片夹中放置融像功能画片,然后令患者向辐辏位移动镜筒至物像变成模糊,此点为相对辐辏近点。此时再借用调节力使物像变清楚。再将镜筒向辐辏位移动至融像画片变为两个,此为调节性辐辏近点,此两种辐辏近点很难分清。

(二)开散运动检查

检查开散运动前,为了消除调节的影响,有屈光异常者戴矫正眼镜。然后距离 5 m 远处放置一目标将基底向内的三棱镜置于一眼前,逐渐增加其度数至 5 m 远处的目标变为两个时的三棱镜度数为视远时开散,再用同样的方法测定近处时(眼前 50 cm 距离)的开散,即融像性开散的终末点。

(三)上下方分离运动检查

其检查方法与辐辏、开散法相同,只是三棱镜的基底方向不同罢了。若检查向上分离运动,三棱镜的基底向下,检查向下分离运动,则三棱镜的基底向上。

(四)异向旋转运动检查

完全矫正被检查者屈光异常后,用同视机检查,用水平线画片,会被检查者将两镜筒调整到消除融像眼位,使其在此位置上使两线发生融像,然后将融像后的水平线外端向下至不能维持融像,此点为外旋转度数,正常者一般 3.5°,然后恢复融像后使内端向下至不能维持融像,此处为内旋度,正常者一般为 7°。

四、眼外肌麻痹与代偿头位

正常情况下,头位倾斜时出现姿势反射,眼球发生旋转,两眼的角度垂直于子午线维持平行,使两眼位于正常垂直体位方向相同。此功能是在眼球上方的上直肌和上斜肌的内旋作用和在眼球下方的下直肌和下斜肌的外旋作用相互调整完成的。比如:头向左侧方向倾斜时,两眼角膜垂直线向左旋转,出现右眼上直肌与上斜肌的内旋作用,和左眼下直肌与下斜肌的外旋作用,以此矫正头向右肩倾斜所致的眼位异常,以维持两眼角膜垂直线的平行。

当眼外肌麻痹时,为了避免复视,可出现一种适应性精神反射现象,从而引起头位异常,称为代偿头位。代偿头位可出现头位倾斜、面部回转、下颌上抬或下收 3 种异常现象。

(一)头位偏斜

当右眼的内旋肌群上直肌和上斜肌麻痹时,为了避免复视,出现头向左肩倾斜,左眼上直肌和上斜肌麻痹时,头向右肩倾斜,即内旋肌群麻痹时,头位向对侧(健侧)方向倾斜。当右眼的外旋肌群下直肌和下斜肌麻痹时,头位向右肩倾斜,左眼外旋肌群麻痹时,头位向左肩倾斜(患侧)。

(二)面部回转

右眼外直肌麻痹时,为了避免复视,面向右侧(同侧)回转,两眼向左侧方向转动(对侧),左眼外直肌麻痹时,面向左侧回转,两眼向右侧方向转动,即外转肌群麻痹时,面部向同侧(患侧)回转,两眼向对侧(健侧)转动。当右眼内直肌麻痹时,面部向左侧回转,两眼向右侧转动,左眼内直肌麻痹时,则相反面向右回转,两眼向右侧转动,即内转肌群麻痹时,面部向对侧(健侧)回转,两眼球向同侧(患侧)移动。

(三)下颌上抬或下收

当两眼的上转肌群,即上直肌和下斜肌麻痹时,下颌上抬,两眼的下转肌群麻痹时,下颌下收。

(四)Bielschowsky 头位倾斜实验

在一眼上斜肌麻痹时,头位向健侧方向倾斜,以维持两眼角膜垂直子午线平行,避免复视,不出现患眼的垂直偏斜。当检者将患者的头位突然向健侧倾斜时,患眼出现垂直偏斜和复视,此现象称为Bielschowsky头位倾斜实验阳性。比如:右眼上斜肌麻痹时,头位向左肩倾斜,此时两眼球向右旋转(右眼外旋与左眼内旋),使两眼球向右旋转是由右眼下直肌和下斜肌、左眼上直肌和上斜肌完成,不必动用右眼麻痹的上斜肌内旋作用,故可保持两眼角膜垂直子午线保持平行,从而避免了复视。

第五节　视功能检查

一、视力

视力即视觉敏锐度,又称中心视力,是指黄斑部中心凹的视功能,是人眼对外界相邻两点的分辨能力。视力检查,分远视力与近视力检查,前者是辨别远距离最小视标的能力,后者是辨别近距离视标的能力,反映了眼的调节功能。远、近视力检查,对于了解眼的功能和大致的屈光状态具有重要的临床意义。

(一)视力表的种类及视力的表示方法

常用的视力表有国际标准视力表、对数视力表。国际标准视力表常用小数记录法、分数记录法表示视力,这种视力表存在着视标增进率不均,以及视力统计不科学的特点。对数视力表是我国缪天荣设计,以 3 画等长的 E 字作为标准视标,视标阶梯按倍数递增,视力计算按数字级数递减,相邻 2 行视标大小之比恒比为 1.26 倍,这种对数视力表采用的 5 分记录法。视力值分别为 4.0、4.1、4.9、5.0、5.1、5.2、5.3。

(二)视力检查法

1.远视力检查

(1)注意事项:将视力表挂在日光灯照明或自然光线充足的墙壁上,检查距离为 5 m,表上第1.0行视标与被检眼向前平视时高度大致相等。检查时两眼分别进行,先查右眼后查左眼;检查一侧眼时,以遮眼板将另一侧眼遮住。但注意勿压迫眼球。如戴镜者先查裸眼视力,再查戴镜视力。

(2)检查方法:嘱被检查者辨别视标的缺口方向,自视标 0.1 顺序而下,至患者不能辨认为止,记录其能看清最下一行的视力结果。正常视力为 1.0 以上,不足 1.0 者为非正常视力。

若被检查者在 5 m 处不能辨明 0.1 视标时,则嘱被检查者逐渐向视力表移近,至恰能辨清为止,按公式:视力＝被检查者与视力表距离(m)/5 m×0.1 计算。如被检查者在 4 m 处看清 0.1,则视力为4/5×0.1＝0.08。

若在 0.5 m 处不能辨别 0.1 时,则嘱被检查者背窗而坐,检查者置手指于被检眼前,由近至远,嘱患者辨认手指的数目,记录其能够辨认指数的最远距离,如数指/30 cm。若在最近处仍无法辨别指数,则改为检查眼前手动,记录其眼前手动的最远距离。若手动也不能辨别,则在眼前以灯光照射,检查被检眼有无光感,如无光感则记录视力为无光感。

有光感者,为进一步了解视网膜功能,尚须检查光定位,方法是嘱被检者注视正前方,在眼前 1 m 远处,分别将烛光置于正前上、中、下,颞侧上、中、下,鼻侧上、中、下共 9 个方向,嘱被检者指出烛光的方向,并记录之,能辨明者记"＋",不能辨出者记"－"。

(3)标准对数视力表:对数视力表检查方法与国际视力表相同。如在 5 m 处仅能辨认第 1 行视标者,记为 4.0;辨认第 2 行者,记为 4.1……辨认第 11 行者,记为 5.0;5.0 及 5.0 以上为正常视力,表中共14行视标,最佳视力为 5.3。记录时,将被检眼所看到的最小一行视标的视力按 5 分记录法记录。

2.近视力检查

常用的为标准近视力表。检查时需在自然光线充足或灯光下进行。将标准近视力表置受检眼前,距离 30 cm,两眼分别进行检查,由上而下,若能辨别 1.0 以上,则该眼近视力正常;若不能辨别者,可以调整其距离,至看清为止,然后将视力与距离分别记录,如 0.8/25 cm、0.2/35 cm 等。

二、视野

当一眼向前方固视一目标时,除了看清这个注视目标处,同时还能看到周围一定范围内的物体,这个空间范围叫作视野。视野分中心视野及周边视野两种,黄斑中央周围 30°以内的范围称为中心视野,30°以外的范围称为周边视野。它反映黄斑部以外整个视网膜的功能。临床上视野检查对于许多眼病及某些视觉传导通路疾病的诊断有重要意义。

正常单眼视野的范围:颞侧 90°以上,下方约 70°,鼻侧约 65°,上方约 55°。各种颜色视野范围并不一致,白、蓝、红、绿依次递减 10°。两眼同时注视时,大部分视野是互相重叠的。在中心视野里有一生理盲点,是视盘投射在视野上所表现的一个暗点,位于注视点颞侧 15°处,呈竖椭圆形,垂直径 7.5°,横径 5.5°。除生理盲点外出现任何其他暗点均为病理性暗点。

检查方法:分动态与静态检查。一般视野检查属动态,是利用运动着的视标测定相等灵敏度的各点,所连之线称等视线,记录视野的周边轮廓。静态检查则是测定一子午线上各点的光灵敏度阈值,连成曲线以得出视野缺损的深度概念。

(一)对比视野检查法

简单易行,但准确性较差。受检者与检查者相对而坐,距离约 1 m,双方眼睛维持在同一高度;如检查右眼,则遮盖被检查者左眼和检查者右眼,另一眼互相注视,固定不动;检查者伸出手指于两人之间假定的平面上,从上下左右各方位的周边逐渐向中心移动,嘱受检者觉察到手指时即告知,比较受检者与检查者的视野:如双方同时察觉,则受检者视野大致正常,如检查者已察觉到而受检者没有察觉,则受检者视野缩小。以同样方法检查左眼。

(二)周边视野计检查法

1.弧形视野计检查法

弧形视野计检查法属动态检查。检查者嘱受检者下颌搁在下颌架上,调节下颌托,使受检眼与视野计中央在同一水平上,并固视固定点不动,另一眼严密遮盖。视野计为 180°的弧形,半径为 330 mm,选用适宜的视标,检查者将视标由周边向中央慢慢移动,当患者初见视标时即将弧度数记于视野图纸上;旋转弧板,以同样方法检查(正常每隔 30°查 1 次,共 12 次);如需结合做颜色视野,方法同上,以正确辨别视标颜色为准。将视野图纸上所记录的各点以线连接,即得出受检眼的视野范围,同时记录视标的大小、颜色及光线的强弱。一般常检查白色及红色视野。

2.Goldmann 视野计

Goldmann 视野计背景为半径 330 mm 的半球,用 6 个可随意选用的不同大小光点作视标,光点的亮度可以调节,可用来做动态与静态检查。

(三)中心视野检查

1.平面视野计检查

用平面视野计可检查中心视野。

2.小方格表法

小方格表法用以检查中心视野,特别是检查黄斑部早期病变的一种精确方法。检查距离为 30 cm,检查前不应扩瞳或做眼底检查。检查时应询问被检者,能否看清整个表,有些小方格是否感到似有纱幕遮盖,线条是否变色、变形(弯曲或粗细不匀),小方格是否正方形,是否变大变小。并让被检者直接在小格上用铅笔描出弯曲变形的形态,借以判断视网膜黄斑部有无病变及其大致的范围。

(四)自动化视野计检查法

电脑控制的静态定量视野计,有针对青光眼、黄斑疾病、神经疾病的特殊检查程序,能自动监控受试者固视的情况,能对多次随诊的视野进行统计学分析,提示视野缺损是改善还是恶化。

三、色觉

凡不能准确辨别各种颜色者为色觉障碍。表明视锥细胞功能有缺陷。色觉障碍是一种性连锁遗传的先天异常;也有发生于某些神经、视网膜疾病者,后者称获得性色觉障碍。

临床上按色觉障碍的程度不同,可分为色盲与色弱。颜色完全丧失辨别能力的,称色盲;对颜色辨别能力减弱的,称色弱。色盲中以红绿色盲较为多见,蓝色盲及全色盲较少见。

检查色觉最常用的方法是用假同色图检查。

四、光觉

光觉是视器辨别各种不同光亮度的能力。明适应是当人眼从暗处进入明处时,极为短暂的适应过程。当人眼从明处进入暗处,最初一无所见,等待片刻后才能看到周围的一些物体,这个适应过程是视杆细胞内的感光色素视紫红质复原的过程,称为暗适应。暗适应的快慢主要反应视网膜视杆细胞的功能。视紫红质复原的过程需要维生素 A 才能合成,当维生素 A 缺乏时,视杆细胞的作用减弱,至暗处看不见物体,称为夜盲。

暗适应与夜间或黄昏时的弱光下视力直接有关。暗适应能力减退或障碍的人,弱光下视力极差,行动困难,使得夜间工作受到影响甚至无法进行。因此暗适应检查,在临床上具有重要的意义。

五、立体视觉

立体视觉又称深径觉,是用眼来辨别物体的空间方位、深度、凸凹等相对位置的能力。立体视觉一般须以双眼单视为基础。对于高空作业等许多工作,尤其对飞行员来讲,深度觉是重要的项目之一。

检查用同视机、哈-多深度计检查或立体视图法。

第三章

眼 睑 疾 病

第一节　眼睑位置与功能异常

一、倒睫

(一)定义

倒睫为睫毛倒向眼球的不正常状态。毛囊周围瘢痕收缩,以及各种原因引起的睑内翻(如睑缘炎、睑腺炎、眼睑外伤等)均能造成倒睫。多见于沙眼。

(二)诊断

(1)患者可有异物感、疼痛、畏光、流泪等不适感觉。多表现为眼睑痉挛,局部结膜充血,角膜浅层混浊,新生血管形成。甚至出现角膜溃疡。

(2)发生在两眦角者自觉症状较轻,而眼睑中部的倒睫可引起明显刺激症状。做荧光素染色常可见角膜上皮有点状损伤。

(三)治疗

首先予以病因治疗。倒睫少时,可用睫毛镊拔除,或行倒睫电解术,彻底破坏毛囊,以免再生。倒睫多时,则需手术矫治。

二、睑内翻

(一)定义及分类

睑缘向眼球方向内卷,睫毛部分或全部倒向眼球的反常状态,称为睑内翻。按病因分类,可有以下几种。

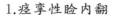

1.痉挛性睑内翻

系眼轮匝肌痉挛性收缩所致。好发于下睑。老年人多见。另外,结膜炎、角膜炎的刺激,长期包扎眼睛也可成为本病诱因。

2.瘢痕性睑内翻

系睑结膜及睑板瘢痕性收缩所致。常见于沙眼后,眼睑局部炎症或外伤也能发生。

3.先天性睑内翻

系内眦赘皮、鼻根部发育不良、肥胖所致。常见于婴幼儿下睑内侧。

4.机械性睑内翻

睑发育异常、无眼球、小眼球和眼球萎缩,因对眼睑失去支撑力量而出现睑内翻。

(二)诊断

(1)异物感、疼痛、流泪明显。

(2)睑缘内翻,部分或全部睫毛倒向眼球,直接摩擦角膜、结膜。结膜充血明显。可发生角膜炎,甚至角膜溃疡。视力亦可减退。

(三)治疗

病因治疗基础上,根据不同病情选择矫正方法。

(1)对先天性睑内翻,轻度者可随年龄增长趋向自愈,不急于手术。也可用短小橡皮胶布粘贴于下睑内侧皮肤,以起牵拉作用。重症者可用眼睑皮肤穹隆部穿线法矫正。

(2)轻度痉挛性睑内翻和睑板不甚肥厚者,可做631法矫正。睑板肥厚者,则选何兹术式为宜。对老年人的痉挛性睑内翻可行下睑皮肤切除术。重症者可加眼轮匝肌部分切除术。

(3)瘢痕性睑内翻的矫正方法,常用的有睑板楔形切除术、睑板切断术、睑板切除术。

(4)机械性睑内翻,可试配义眼或经基磷灰石义眼联合义眼植入,改善外观,又同时治疗了睑内翻。

三、睑外翻

(一)定义及分类

睑缘向外翻转、离开眼球的反常状态,称为睑外翻。根据不同病因,可分为以下几种类型。

1.瘢痕性睑外翻

眼睑局部炎症或外伤尤其是热烧伤、化学伤后形成瘢痕,收缩牵拉所致。

2.痉挛性睑外翻

多由眼轮匝肌痉挛所致,常见于眶脂丰满的幼儿或青年的下睑,结膜肥厚性变化、水肿或眼球高度突出时,也可发生本症。

3.老年性睑外翻

眼睑皮肤松弛所致,仅限于下睑。

4.麻痹性睑外翻

面神经麻痹所致,仅见于下睑。

(二)诊断

1.临床表现

轻重程度不一,溢泪为主要表现。轻者仅睑缘后部稍离开眼球,睑结膜并无外露(又名睑缘外旋)。重者可使泪点外翻,局部皮肤湿疹。更重者整个眼睑完全向外翻转,睑结膜完全暴露于外,结膜干燥、充血、肥厚,角膜上皮干燥、脱落,甚至引起暴露性角膜溃疡。

2.检查

常规检查视力,用放大镜或裂隙灯显微镜检查眼睑、结膜、角膜。

(三)治疗

在病因治疗基础上,要求溢泪患者向上轻拭泪液。有眼睑闭合不全角膜暴露者,应在结膜囊内涂以大量眼膏,保护眼球。保守治疗无效时,可做睑缘缝合术。对痉挛性睑外翻者可采用包扎疗法。对老年性睑外翻者可施行睑缘缩短术。对病程已久的麻痹性睑外翻者,可做外眦部睑缘缝合术。对轻度瘢痕性睑外翻者可选择"Z"形缝合术。重症患者则在彻底切除瘢痕组织后,用游离植皮或转移皮瓣矫治。

四、内眦赘皮

(一)定义

内眦赘皮是遮盖内眦部垂直的半月状皱褶,在所有种族3～6个月的胎儿是常见的。发生在胚胎3～4个月,较为合理的学说归因于颅骨及鼻骨发育不良,使过多的皮肤形成皱褶。

(二)诊断

内眦赘皮经常是双侧的,皮肤皱褶起于上睑,呈新月状绕内眦部走行,至下睑消失。少数患者由下睑向上伸延。例外的可以是单侧的。皱褶亦可以很宽,有时遮蔽内眦部,偶有遮盖鼻侧眼球影响一部分视野者。亦可以很窄,仅留下一痕迹。患者两眼距离较远,鼻子低平,常被误认为是内斜视。有些无精打采的外貌。在鼻梁上皱褶中捏起皮肤内眦赘皮可暂时消失。

本症常合并上睑下垂、睑裂缩小、内斜视及向上运动障碍以及先天性睑缘内翻。少数病例泪阜发育不全。

(三)治疗

轻者不须治疗,为美观可行整形术。如合并其他先天异常,应酌情手术矫正。

五、眼睑闭合不全

(一)定义

睑裂闭合受限或完全不能闭合,导致眼球部分外露的反常状态,称为眼睑闭合不全,又称"兔眼"。严重睑外翻、先天性上睑或者下睑过短或缺损、眼球病变或眶内占位病变造成的眼球突出、面神经麻痹则可引起麻痹性睑裂闭合不全。

(二)诊断

1.临床表现

除原发病表现外,有不同程度的溢泪。除有碍美观外,暴露的角膜干燥、上皮脱落、混浊,甚至发生暴露性角膜溃疡。

2.检查

常规检查视力,用放大镜、裂隙灯显微镜检查眼前节情况。

(三)治疗

除病因治疗外,可采取局部保护措施,结膜囊内涂大量抗生素眼膏,以眼垫覆盖或做眼部"湿房"。亲水软性角膜接触镜对角膜也有很好的保护作用。必要时可做中央性睑缘缝合术。

六、上睑下垂

(一)定义及分类

提上睑肌功能不全或丧失,致上睑部分或全部下垂、睑裂变窄,称之为上睑下垂。其病因如下。

1.先天性上睑下垂

系动眼神经核或提上睑肌发育异常所致,为常染色体显性或隐性遗传。

2.后天性上睑下垂

继发于眼睑本身疾病、神经系统或其他全身性疾病,主要有以下几种。

(1)麻痹性上睑下垂:动眼神经麻痹所致,多为单眼。

（2）交感性上睑下垂：米勒肌功能障碍或颈交感神经受损所致，后者常致霍纳综合征。

（3）肌源性上睑下垂：多见于重症肌无力。

（4）机械性上睑下垂：眼睑本身病变使眼睑重量增加所致。

（二）诊断

1.临床表现

（1）先天性上睑下垂者，双侧较多，可伴有眼睑其他先天异常或眼外肌麻痹；后天性上睑下垂者，则常有原发病的相应症状。

（2）自然睁眼向前平视时，双眼或单眼上睑遮盖角膜上缘超过 2 mm。若双眼瞳孔被遮，则患者视物呈仰头姿态或眉弓抬高，额部皮肤出现较深横皱纹。有时可伴有内眦赘皮、小睑裂等畸形。严重的先天性上睑下垂者可影响视功能发育，日久则发生弱视。重症肌无力所致者有晨轻暮重的特点，常伴其他眼外肌无力现象，眼球运动亦受到不同程度的障碍。

2.检查

常规检查视力，用放大镜、裂隙灯显微镜检查眼前节情况，必要时验光检查。对重症肌无力可疑患者，可做新斯的明试验，以明确诊断。肌内注射新斯的明 0.5 mg，15～30 分钟后症状缓解者为阳性。

（三）治疗

（1）先天性上睑下垂未完全遮盖瞳孔者，可择期手术矫正；完全遮盖瞳孔者，应尽早手术矫正，以防产生弱视。提上睑肌肌力良好（8 mm 以上）或中等（4～7 mm）者，可考虑做提上睑肌缩短术；肌力弱（0～3 mm）者，可选择利用额肌力量的手术，如阔筋膜悬吊术、眼轮匝肌悬吊术等。

（2）后天性上睑下垂，应先做病因治疗，无效时再行手术。伴有其他眼肌麻痹或重症肌无力者，手术应慎重。

七、双行睫

（一）定义

双行睫为先天性睫毛发育异常。Begle 及 Szily 认为是远祖遗传征象之一。此种现象常在动物中发生。为显性遗传。

（二）诊断

1.临床表现

在正常睫毛后方另发生一行睫毛，此睫毛由睑板腺口内长出。数目少者3～

5 根,多者 20 余根。可在若干睑板腺口内无睫毛发生。常见于双眼上下,亦有只发生于双眼下睑或单眼者。此副睫毛细软短小、色素少。但亦有与正常睫毛相同者。排列规则,直立或向内倾斜。常引起角膜刺激症状。因副睫毛较细软,角膜上皮长期受刺激已能适应,所以有的儿童直到 5~6 岁因外观上有轻度"红眼"症状,才引起家长的重视。裂隙灯检查时角膜下半部可被染色。偶有合并睑缘外翻者。

2.病理检查

发现本病之睑板腺缺如,该处被睫毛囊所代替。

(三)治疗

如副睫毛少可行电解术。远期效果符合眼睑生理的功能与外观。

八、先天性睑裂狭小症

(一)定义

先天性睑裂狭小症的特征为睑裂较小。Wardenberg 认为系胚胎 3 个月前后由于上颌突起发育抑制因子量的增加与外鼻突起发育促进因子间平衡失调,故两眼内眦间距离扩大、下泪点外方偏位。本病为常染色体显性遗传。

(二)诊断

1.临床表现

本症之睑裂横径及上下径皆较正常明显变小。有的横径仅 13 mm,上下径仅 1 mm。常伴有内眦角之异常。

2.本症合并的其他先天异常

合并鼻梁低鼻根部宽者较多。有合并内眦赘皮及上睑下垂者。亦有合并小眼球、小角膜、泪小管延长及泪小点向外偏位者。有的合并不同程度之智力缺陷。

(三)治疗

可行外眦切开内眦成形术,亦有行隆鼻术者。合并有上睑下垂者行睑下垂手术。

九、先天性眼睑缺损

(一)定义

先天性眼睑缺损为较少见之先天异常。文献报告中女性多于男性。

(二)诊断

单眼者较多见。上睑缺损较下睑者多见。亦有右上下睑缺损伴左下睑缺损或双眼上下睑对称的四个缺损者。眼睑缺损的部位以中央偏内侧者占绝大多数。

缺损之形状多为三角形,基底在睑缘,亦有呈梯形或横椭圆形者。有报告内眦及外眦部缺如者,其缺损之幅度占睑裂之3/4,其宽度最大者为7 mm。

(三)治疗

我国宁金龙等曾利用睑缺损部本身的睑板及睑组织设计推移或滑行的带蒂组织瓣修复上睑缺损,取得了满意效果。

十、睑球粘连

(一)定义

睑球粘连是指睑结膜与球结膜间发生粘连,多由化学伤、灼伤所致。一些严重的眼病,如沙眼、溃疡性结膜病,以及复发性翼状胬肉也可发生本症。

(二)诊断

1.临床表现

睑、球结膜粘连程度轻重不一。轻者可无明显症状。粘连面积大者,常引起眼球运动障碍而出现复视。累及角膜瞳孔时,可影响视力和仪容。

2.检查

常规检查视力,用放大镜、裂隙灯显微镜检查眼前节情况。

(三)治疗

(1)在治疗原发病的同时,要采取预防睑球粘连的措施,结膜囊内涂大量眼膏,玻璃棒经常分离创面,或在结膜囊内放置硅橡胶薄膜等。

(2)形成睑球粘连后,较轻者常无明显症状,不须治疗。范围较小的,可分离粘连后做自体结膜移植。范围较大的,则选自体口腔黏膜移植。对严重的角膜粘连者,可同时做板层角膜移植术。

第二节 眼睑炎症

一、眼睑湿疹

(一)定义及分型

眼睑湿疹有急性和慢性两种。局部皮肤涂抹滴眼液、眼膏或其他不能耐受的刺激性物质时,常呈急性湿疹,是一种过敏性皮肤病。溢泪、慢性泪囊炎、卡他性结膜炎等则可引起慢性湿疹。

（二）诊断

（1）病变部位痒感明显。

（2）急性者初起时，睑皮肤肿胀充血，继而出现疱疹、糜烂、结痂。如有继发感染，则可形成脓疱、溃疡。慢性者，局部皮肤肥厚、粗糙及色素沉着。少数可并发结膜炎和角膜浸润。血液中常有嗜酸粒细胞增多。

（三）治疗

停用有关药物，去除致病因素。局部糜烂、渗液时，采用 3％硼酸溶液湿敷。局部丘疹而无渗出时，可外用炉甘石洗剂，已干燥的病变可外用氧化锌糊剂或四环素可的松眼膏。全身口服抗过敏药物，如苯海拉明、氯苯那敏（扑尔敏）、去氯羟嗪（克敏嗪），静脉推注葡萄糖酸钙。重症患者可加用口服皮质类固醇药物，并对症处理。

二、眼睑带状疱疹

（一）定义

眼睑带状疱疹，为带状疱疹病毒侵犯三叉神经的半月神经节或其第一、第二支，在其分布区域发生伴有炎性的成簇疱疹。各年龄及性别组均可出现，但多见于老人及体弱者。

（二）诊断

起病前常先有发热、疲倦、全身不适、神经痛、畏光、流泪等前驱症状。3 天后，三叉神经分布区出现皮肤肿胀、潮红、群集性疱疹。水疱可变干结痂，痂皮脱落后常留下瘢痕及色素沉着。病变区域可留有长期的感觉消失或异常。皮损局限于神经支配区域，不超过鼻部中线为眼睑带状疱疹的最大特征。有时同侧眼的角膜与虹膜也可同时累及。继发感染者，相应部位淋巴结肿大。

（三）治疗

发病初期局部可涂 1％甲紫（龙胆紫）液或氧化锌物剂。也可用 0.1％～0.2％碘苷（疱疹净）液湿敷或 3％阿昔洛韦眼膏涂布。适当休息，给予镇静、止痛剂，以及维生素 B_1 及 B_2。重症患者，为增强抵抗力，可用丙种球蛋白及转移因子。预防继发感染，必要时全身使用抗生素。出现角膜炎、虹膜炎等并发症时，局部应用抗病毒药和散瞳药等。

三、单纯疱疹病毒性睑皮炎

（一）定义

单纯疱疹病毒性睑皮炎由单纯疱疹病毒所引起。这种病毒通常存在于人体内,当身体发热或抵抗力降低时,便趋活跃。因发热性疾病常常可以引起单纯疱疹发生,故又名热性疱疹。

(二)诊断

病变多发生于下睑部位,并与三叉神经眶下支分布范围符合。初发时睑部出现簇状半透明小疱组成的疱疹,约在1周内干涸,以后结痂脱落,不留下痕迹,但可复发。发病时有刺痒与烧灼感。如发生在近睑缘部位,亦有可能蔓延到角膜。病变基底刮片,常证实有多核巨细胞。

(三)治疗

(1)局部保持清洁,防止继发感染。涂1%煌绿乙醇后涂氧化锌糊剂或抗生素软膏,以加速干燥结痂过程。

(2)病变蔓延至角膜,见单纯性角膜疱疹的治疗。

四、眼睑丹毒

(一)定义

丹毒是由溶血性链球菌感染所致的皮肤和皮下组织的急性炎症。面部丹毒常易累及眼睑,累及眼睑时称为眼睑丹毒,上下眼睑均可发病,并向周围组织蔓延。

(二)诊断

眼睑丹毒典型症状为皮肤局部充血(鲜红色)、隆起、质硬,表面光滑,病变边缘与正常皮肤之间分界清楚,周围有小疱疹包围,这是临床诊断的重要特征。眼睑常高度水肿,不能睁开,患部剧烈疼痛和压痛。耳前和颌下淋巴结常肿大,全身伴有高热。在病变过程中,如发现深部组织硬结化,应视为睑脓肿的前驱症状。睑部丹毒除可由面部蔓延而来以外,还可因睑外伤或湿疹继发性感染所致。抵抗力较强的患者,病变可于几天之内自行消退,但大多数情况,不经彻底治疗则病变可迁延数周之久,愈后无免疫力,遇到寒冷或创伤时,在原发灶上易复发。多次复发的结果慢慢会变成睑象皮病。

坏疽性丹毒,是一种较严重的丹毒感染,一般都原发于眼睑部。这种丹毒可在几小时或几天之内引起眼睑深部组织坏死,表面覆盖一层黑色硬痂皮,几周后脱落。

睑部丹毒可通过面部静脉或淋巴组织向眶内或颅内蔓延扩散,造成严重后果。有的病例由于眼球和眼眶组织的破坏而导致视神经炎和视神经萎缩,以致失明。

(三)治疗

（1）局部紫外线照射，同时肌内或静脉注射大剂量青霉素。

（2）卧床休息。

五、睑缘炎

(一)概述

睑缘炎可根据解剖部位而分类：前部睑缘炎主要累及睫毛的基底部，而后部睑缘炎累及睑板腺开口处。传统上，临床将睑缘炎分为葡萄球菌性、脂溢性、睑板腺功能障碍（MGD）或多种因素共存型。葡萄球菌和脂溢性睑缘炎主要累及前部眼睑，可诊断为前部睑缘炎。而睑板腺功能障碍累及后部睑缘。本临床指南涉及了这 3 种类型的慢性睑缘炎。

各种类型的睑缘炎的症状有相当大的重叠。睑缘炎常导致与之相关的眼表炎症，如结膜炎、功能性泪液缺乏和角膜炎。睑缘炎也可使原有的眼表疾病如过敏和泪液水样层缺乏（干燥性角结膜炎，或 KCS）症状加重。睑缘炎慢性病程、病因不明及与眼表疾病共存的特点使其治疗较为困难。

葡萄球菌性睑缘炎特点为沿睫毛区有鳞屑和结痂形成。慢性炎症可间或发生急性恶化，导致溃疡性睑缘炎发生。还可能发生睫毛脱落并可累及角膜，出现点状角膜上皮缺损、新生血管形成和边缘性角膜浸润。

尽管在正常人群和睑缘炎的患者眼睑中分离出表皮葡萄球菌的阳性率都很高（89％～100％），但是在临床诊断为葡萄球菌性睑缘炎患者的眼睑分离出金黄色葡萄球菌的阳性率更高一些。表皮葡萄球菌和金黄色葡萄球菌均对葡萄球菌性睑缘炎的形成起到一定作用，但作用机制尚很不清楚。有报告说毒素的产生与睑结膜炎有关。然而，也有人发现金黄色葡萄球菌的毒素与疾病之间没有关系。也有免疫机制的相关报道。金黄色葡萄球菌细胞壁成分过敏可使发生睑缘炎。在 40％的慢性睑缘炎的患者中发现了对金黄色葡萄球菌的细胞介导的免疫功能增强，而正常人群则没有增强。在与葡萄球菌性睑缘炎相关的角膜炎发病中认为有细胞介导的免疫机制参与。葡萄球菌抗原自身可通过黏附于角膜上皮中的细菌抗原结合受体而产生炎症反应。

脂溢性睑缘炎的患者前部眼睑有脂性结痂，常在眼眉和头皮处也有脂溢性皮炎。

睑板腺功能失调的睑缘病变特征有皮下和黏膜交接处可见明显的血管，睑板腺口阻塞，睑板腺分泌少或浑浊，睑缘和睑板腺肥厚和粗糙以及睑板腺囊肿，这些改变可最终致睑板腺萎缩。睑板腺功能障碍的患者还经常同时患玫瑰痤疮或脂溢性皮炎。有文献报道睑板腺功能障碍的患者与正常人相比,其睑板腺分泌物的成分有改变。

(二)流行病学

尽管目前已认识到睑缘炎是最常见的眼部疾病,但其特定人群中的发病率和患病率的流行病学资料尚缺乏。单中心的一个90例慢性睑缘炎的研究表明,患者平均年龄为50岁。与其他类型的睑缘炎相比,葡萄球菌性睑缘炎患者相对年轻(42岁),多为女性(80%)。

1.睑缘炎相关情况和病因

有报告称葡萄球菌性睑缘炎中50%患者患有干燥性角结膜炎。反之,在一个对66名干燥性角结膜炎患者的研究中发现,75%的患者患有葡萄球菌性结膜炎或睑缘炎。泪液缺乏所致局部裂解酶和免疫球蛋白水平的下降可使局部对细菌的抵抗力下降,从而易患葡萄球菌性睑缘炎。

25%~40%的脂溢性睑缘炎和睑板腺功能障碍患者和37%~52%累及眼部的玫瑰痤疮患者伴有泪液缺乏。这可能由于脂质层缺乏导致泪液蒸发过强及眼表知觉下降所致。慢性睑缘炎患者出现角结膜干燥与泪膜中磷脂水平下降有相关性。玫瑰痤疮与上皮基膜异常和反复角膜上皮糜烂有关。

即使泪液分泌正常,睑板腺功能障碍的患者荧光素泪膜破裂时间也明显变短。这表明睑板腺分泌对维持泪膜的稳定性具有重要意义。各种类型的慢性睑缘炎临床特征之间的重叠,以及各种类型的睑缘炎均和泪液功能障碍有程度不同的联系,突出了睑缘炎和泪液功能障碍之间关系的复杂性,也表明了对有眼部刺激症状主诉的患者进行多种治疗的必要性。

脂溢性睑缘炎和睑板腺功能障碍患者的皮肤病变可能有共同的病因和易感因素。在一项研究中,95%的脂溢性睑缘炎患者同时患有脂溢性皮炎。在患有一种称为原发性(弥漫性)睑板腺炎的睑板腺功能障碍(MGD)的患者中,74%的患者患有脂溢性皮炎,51%的患者患有玫瑰痤疮(酒糟鼻痤疮)。

玫瑰痤疮是一种累及皮肤和眼部的疾病,常见于肤色较淡者。典型的面部皮肤表现为红斑、毛细血管扩张、丘疹、脓肿、皮脂腺突出和酒糟鼻。皮肤较黑的患者较难诊断玫瑰痤疮,是由于较难分辨出扩张的毛细血管和面部充血。玫瑰痤疮常被漏诊,部分原因是由于毛细血管扩张和面部充血等体征轻微。

异维A酸是一种治疗严重囊性痤疮的口服药,也可引起睑缘炎。据报告,23%的患者出现眼部不良反应,其中的37%表现为睑缘炎、结膜炎或睑板腺炎。

口服异维 A 酸剂量为 2 mg/(kg・d)的患者中 43％出现睑缘结膜炎,口服剂量 1 mg/(kg・d)的患者中 20％患睑缘结膜炎。停药后绝大多数的患者病情改善。

角膜接触镜相关的巨乳头性角结膜炎患者发生睑板腺功能障碍的比率明显增加。巨乳头性角结膜炎的严重程度可能与睑板腺功能障碍的严重程度具有相关性。

表 3-1 列出可能产生睑缘炎症导致睑缘炎的病种。

表 3-1　与睑缘炎症有关的其他情况

病因	疾病名称	病因	疾病名称
细菌感染	脓疱病	免疫性疾病	异位性皮炎
	丹毒		接触性皮炎
			多形红斑
病毒感染	单纯疱疹病毒感染		天疱疮
	传染性软疣		类天疱疮
	水痘-带状疱疹病毒感染		Steven-Johnson 综合征
	乳头瘤病毒感染		结缔组织病
	牛痘苗		盘状狼疮
			皮肌炎
寄生虫感染	阴虱		供体-受体疾病
皮肤病	鳞屑病	恶性眼睑肿物	基底细胞癌
	鱼鳞癣		鳞状细胞癌
	剥脱症		皮脂腺癌
	红皮病		黑色素瘤
			卡波济肉瘤
			杀真菌剂肌炎
良性眼睑肿物	假性上皮细胞瘤样增生	外伤	化学伤
	角化症		热损伤
	鳞状细胞乳头瘤		放射伤
	皮脂腺增生		机械性损伤
	血管瘤		手术损伤
	化脓性肉芽肿	中毒	药物性中毒

2.自然病史

睑缘炎是一种慢性疾病,可于儿童期发病,间歇性加重和缓解。葡萄球菌性睑缘炎随时间延长可减轻。一项研究表明,葡萄球菌性睑缘炎的患者平均年龄为 42 岁,有短期的眼部症状病史(平均 1.8 年)。患有脂溢性睑缘炎和睑板腺功能障碍的患者总的来说年龄较大一些,眼部症状持续时间相对长一些(6.5~11.6 年)。严重的葡萄球菌性睑缘炎可最终导致睫毛脱落、眼睑瘢痕形成伴有倒睫、角膜瘢痕和新生血管形成。严重的眼部玫瑰痤疮患者可发展成浅层点状上皮病变,角膜新生血管化和瘢痕化。睑缘毛细血管扩张和睑板腺开口狭窄可见于无症状的老年人。

(三)预防和早期发现

适当的治疗和处理可缓解睑缘炎的症状和体征,防止造成永久的组织损害和视力丧失。对于类似睑缘炎表现的癌症,早期诊断和适当治疗可以挽救生命。

(四)诊治过程

1.患者治疗效果评价标准

睑缘炎的治疗效果评价标准包括以下几方面。

(1)防止视力丧失。

(2)尽量减少组织损伤。

(3)减轻睑缘炎的症状和体征。

2.诊断

所有的患者应定期对眼部情况做一个眼部综合的医疗评估。对有睑缘炎症状和体征患者的最初评估包括眼部综合医疗评估中的相关方面。睑缘炎的诊断常是基于患者的典型病史和特征性检查所见。辅助检查偶尔也有帮助。

(1)患者病史:在了解患者病史时询问如下问题将有助于获得所需信息。①症状和体征:如眼红,刺激症状、烧灼感、流泪、痒、睫毛根部结痂,睫毛脱落、睫毛黏附、不能耐受角膜接触镜、畏光、瞬目增多,这些症状在晨起时较重。②症状持续时间。③单眼或双眼发病。④加重因素:如吸烟、变应原、风、接触镜、湿度降低、视黄醛、饮食和饮酒等。⑤与全身疾病相关的症状:如玫瑰痤疮、过敏。⑥目前和既往全身和局部用药情况。⑦最近与有感染的患者的接触:如虱病。

眼部病史应考虑既往眼睑和眼部手术史,以及放射和化学烧伤的局部外伤史。

全身病史应考虑皮肤病如皮疹、玫瑰痤疮、湿疹以及用药情况(如异维 A 酸)。

(2)检查:体格检查包括视力测量、外眼检查和裂隙灯检查。

外眼检查应在光线好的房间内进行,特别注意以下情况。①皮肤:包括与玫瑰痤疮有关的如酒糟鼻、红斑、毛细血管扩张、丘疹、脓疱、面部皮脂腺肥大、皮炎、皮疹。②眼睑:包括睑缘充血/红斑;睫毛脱落、断裂或乱生;睫毛根部异常堆积物;溃疡;囊泡;过度角化;鳞屑;霰粒肿/麦粒肿;瘢痕形成;眼睑外翻或内翻。

裂隙灯活体显微镜检查应注意以下方面。①泪膜:黏液层和脂质层的质量、泡沫形成。②前部睑缘:充血、毛细血管扩张、瘢痕形成、色素变动、角化、溃疡、囊泡、血液渗出物、虱病和肿块。③睫毛:位置不正、方向不正、缺失或断裂、虱卵和化妆品积聚。④眼睑后缘:睑板腺开口异常,如赘生物、后退、增生、阻塞;睑板腺分泌物情况如能否排出、黏稠度、浑浊度、颜色等;新生血管;角化;结节;增厚;结痂。⑤睑结膜:翻开眼睑,睑板腺的外观和腺管如扩张和炎症,霰粒肿,充血,瘢痕,角化,乳头/滤泡反应,脂性渗出/浓缩物。⑥球结膜:充血,小泡,荧光素/孟加拉玫瑰红/丽丝胺绿点状着色。⑦角膜:荧光素/孟加拉玫瑰红/丽丝胺绿点状着色,浸润,溃疡和/或瘢痕,新生血管形成包括斑翳,囊泡。

（3）诊断性试验:目前尚没有临床特异的睑缘炎的诊断性实验。然而,可对反复前部眼睑伴重度炎症的患者和对治疗反应不佳的患者进行睑缘细菌培养。

在症状明显不对称、治疗无效或睑板腺囊肿单一病灶反复发作且治疗不佳者应行眼睑活检,除外癌症的可能。在怀疑皮脂腺癌取病理前应咨询病理学家,讨论肿瘤可能播散的范围和做冷冻切片。新鲜的组织可能需用特殊的染色如油红-O寻找脂质。

临床症状可帮助区别葡萄球菌、脂溢性和睑板腺功能不良性睑缘炎,总结见表3-2。这些不同种类的睑缘炎的临床症状经常互相重叠,并与干眼症状相似。

表 3-2　睑缘炎分类症状

特征	前部眼睑		后部眼睑
	葡萄球菌性	脂溢性	睑板腺功能障碍
睫毛缺损	经常	很少	（—）
睫毛方向不正	经常	很少	病程长时可有
眼睑聚积物	硬痂	油性或脂性	油脂过多,可能为泡沫状
眼睑溃疡*	很少出现严重发作	（—）	（—）
眼睑瘢痕	可能发生	（—）	长期病程也不少见
睑板腺囊肿	很少	很少	偶尔至经常,有时多发
睑腺炎	可能发生	（—）	（—）
结膜	轻至中度充血,可能有小泡	轻度充血	轻至中度充血,睑结膜乳头样反应

特征	前部眼睑		后部眼睑
	葡萄球菌性	脂溢性	睑板腺功能障碍
泪液缺乏	经常	经常	经常
角膜	下方角膜上皮点状缺损,周边/边缘浸润,瘢痕,新生血管和血管翳变薄,小泡(尤其4~8点钟)	下方角膜上皮点状缺损	下方角膜上皮点状缺损,浸润,瘢痕形成,新生血管化,斑翳,溃疡
皮肤疾病	异位,很少	脂溢性皮炎	玫瑰痤疮

注:* 也可考虑单纯疱疹病毒;表内(—)表示在该类型的睑缘炎不出现这种特征

3.治疗

尚无足够的证据可以明确推荐睑缘炎的治疗方案,患者必须明白在很多情况下是不能完全治愈的。下列治疗措施可有一定帮助:①热敷。②注意眼睑卫生。③抗生素。④局部应用糖皮质激素。

睑缘炎患者治疗的第一步是进行眼睑清洁,可有多种方法。一种方法是热敷几分钟来软化结痂粘连和/或加热睑板腺分泌物,然后轻轻按摩眼睑来促进睑板腺的分泌。仅有前部睑缘炎的患者和手灵活性较差的患者可能会忽略按摩。一般在患者方便的时候每天进行一次按摩即可。过多的眼睑按摩反而可能刺激眼睑。然而,有的患者发现每天反复进行热敷有效。有的患者在热敷后轻轻擦去眼睑的分泌物会更好。可使用稀释的婴儿香波或购买到的眼睑清洁棉签轻擦睫毛根部以进行眼睑清洁。有规律地每天或一周数天进行眼部清洁,经常可以缓解慢性睑缘炎的症状。要告知患者需终身注意眼部卫生,如果停止治疗的话,症状可能反复。

对于有金黄色葡萄球菌感染的睑缘炎,局部滴用抗生素如杆菌肽或红霉素可每天一次至数次,或睡前应用一次,持续一周至数周。根据病情严重程度不同决定用药的时间和频率。如果睑板腺功能障碍患者的慢性症状经眼部清洁后不能很好控制,可口服四环素。每天多西环素(强力霉素)100 mg或四环素1 000 mg,当临床症状减轻(通常需2~4周)时可减量至每天多西环素50 mg或四环素250~500 mg,可根据患者病情的严重程度和对药物的反应停药。用四环素的理由是一些小型的临床试验报告四环素对缓解眼部玫瑰痤疮患者的症状有效,并可提高眼部玫瑰痤疮和睑板腺功能障碍患者的泪膜破裂时间。实验室研究还表明它可以降低表皮葡萄球菌和金黄色葡萄球菌脂酶的产生。四环素及相关药物可引起光敏反应、胃肠不适、阴道炎,在极少的情况下还可引起氮质血症。在大脑假瘤病例中已提示这一点，同时它还可以降低口服避孕药的药效，增强华法林的药效。20 mg 缓释多西环素每天 2 次可减少不良反应。这些药物对孕妇、哺乳期及对四环素有过敏史的人禁用。儿童不宜用四环素，因为可使牙齿着色。可用口服红霉素替代。已有报道四环素和米诺四环素可使巩膜着色并引起结膜囊肿的发生。

短期内局部滴用糖皮质激素可改善眼睑或眼表的炎症，如严重的结膜充血、边缘性角膜炎或滤泡性结膜炎。一般每天数次用于眼睑或眼球表面。一旦炎症得到控制，应停药或减量，然后间断应用以改善患者症状。糖皮质激素应用最小有效剂量，并避免长期应用。应告知患者糖皮质激素的不良反应，包括眼压增高和发生青光眼的可能性。应用部位特异性糖皮质激素，如氯替泼诺，以及眼部穿透性弱的糖皮质激素如氟米龙，可减少这些不良反应。对于维持治疗的方案还有待进一步讨论。由于许多睑缘炎的患者伴有泪液缺乏，在眼部清洁和用药的同时应用人工泪液（每天 2 次）可改善症状。

对于不典型的睑缘炎或者药物治疗效果不理想的睑缘炎，应重新进行考虑。有结节样肿块、溃疡、大的瘢痕、局限的痂和皮炎鳞屑或急性炎症中间伴黄色的结膜结节提示可能为眼睑肿瘤。基底细胞癌和鳞状细胞癌是最常见的累及眼睑的恶性肿瘤。黑色素瘤和皮脂腺癌是眼睑第二位的恶性肿瘤。皮脂腺癌可能有多发病灶，可由于变形性骨炎样播散表现为严重的结膜炎症而难以诊断。

4.随诊

应告知有轻度睑缘炎的患者如果病情加重应及时复诊。随诊时间间隔应视病情严重程度、治疗方案和伴随疾病因素，如应用糖皮质激素治疗的青光眼患者等因素而定。随访时应注意随访间期的情况、视力测量、外眼检查和裂隙灯检查。如果应用了糖皮质激素治疗，应在数周内了解治疗的效果，测量眼压并了解患者用药的依从性。

5.医疗提供者和环境

睑缘炎的诊断和治疗需要较多的医学技术和经验。非眼科医师检查的睑缘炎的患者若发生如下情况之一应立即转诊至眼科医师：①视力下降。②中或重度疼痛。③严重或慢性眼红。④角膜受累。⑤反复发作。⑥治疗无效。

睑缘炎患者可在门诊进行治疗。

6.咨询/转诊

诊治睑缘炎患者的一个最重要的方面是教育他们认识到该病的慢性病程和

反复发作的特性。应告知患者病情常可得到控制，但很少能根治。

六、睑腺炎

(一)定义及分类

睑腺炎，又称麦粒肿，系眼睑腺体及睫毛毛囊的急性化脓性炎症。多见于儿童及年轻人。根据发病部位不同，可分为外麦粒肿和内麦粒肿两种。化脓性细菌（以葡萄球菌多见）感染，引起睫毛毛囊皮脂腺或汗腺的急性化脓性炎症，称外麦粒肿；而引起睑板腺急性化脓性炎症的，则称内麦粒肿。

(二)诊断

1.外麦粒肿

睑缘部红、肿、热、痛，触痛明显。近外眦部者常伴有颞侧球结膜水肿。数天后，睫毛根部出现黄脓点，溃破排脓后痊愈。炎症严重者，常伴同侧耳前淋巴结肿大、压痛，或可伴有畏寒、发热等全身症状。

2.内麦粒肿

被局限于睑板腺内，眼睑红肿较轻，但疼痛较甚。眼睑红、肿、热、痛，睑结膜面局限充血、肿胀，2～3天后其中心可见黄脓点。自行穿破，脓液排出后痊愈。

(三)治疗

脓肿形成前，应局部热敷，使用抗生素滴眼液及眼膏。反复发作及伴有全身反应者，可口服抗生素类药物。脓肿成熟时需切开排脓。应注意：外麦粒肿，其皮肤切口方向应与睑缘平行；内麦粒肿，其睑结膜面切口方向须与睑缘垂直。切忌挤压排脓，以免细菌随血流进入海绵窦引起脓性栓塞而危及生命。

七、睑板腺囊肿

(一)定义

睑板腺囊肿是睑板腺排出管阻塞、腺内分泌物滞留，刺激管壁引起的睑板腺无菌性慢性炎性肉芽肿。

(二)诊断

(1)多偶然发现，一般无显著症状。囊肿较大时，可有沉重不适感，部分则有异物感。

(2)单发或多发，上睑尤多。眼睑皮下可扪及圆形、边界清楚、与皮肤不粘连的肿块，无压痛。相应的睑结膜充血，呈紫红或紫蓝色。如有继发感染，则其表现类似睑腺炎。反复发作的老年患者，应警惕睑板腺癌和横纹肌肉瘤之可能。

(3)切开后可见黏稠的灰黄色胶样内容物：符合前两项条件即可诊断睑板腺

囊肿,第三项可加强诊断。若切开后内容物不是黏稠的胶样物质,而是脆碎的组织,必须进行病理检查。

(三)治疗

囊肿小者,可不予处理,任其自行吸收或消散。也可局部热敷,或用2%黄氧化汞眼膏涂布并按摩,以促进囊肿吸收。囊肿大者,需手术刮除,睑结膜面的切口方向须与睑缘垂直,彻底清除囊肿内容物并向两侧分离囊膜壁逐渐剥离。

八、睑板腺阻塞

(一)病因

睑板腺阻塞是指睑缘炎、慢性结膜炎或其他原因造成睑板腺排泄管阻塞,分泌物积存日久而钙化。

(二)诊断

(1)患者可有干痒感,有时有异物感。

(2)透过睑结膜可见点状及线条状黄白色凝聚物,日久形成小结石。

(三)治疗

病因治疗的同时可局部应用抗生素眼膏,并按摩。小结石突出于睑结膜面时,可在1%丁卡因表面麻醉后,用尖锐小刀或注射针头剔除。

第三节　眼睑肿瘤

眼睑肿瘤可分为良性和恶性肿瘤两大类。良性肿瘤有色素痣、黄色瘤、皮样囊肿、血管瘤、鳞状细胞乳头状瘤等;恶性肿瘤有基底细胞癌、鳞状细胞癌、睑板腺癌、眼睑恶性黑色素瘤等。

一、色素痣

(一)概述

出生时即有,婴儿期生长较快。

(二)诊断

成年期渐趋静止。少数在青春期出现。

1.临床表现

色素痣多见于外眦部睑缘,表面扁平或稍隆起,色泽及大小不一。表面平滑、不隆起、没有毛发生长者称斑痣;高出皮肤表面,其上有毛发生长者称毛痣;在睑缘上突起,呈乳头状,色较黑,呈米粒或豆大者称乳头状痣;分占上、下睑各半,闭眼时合二为一者称分裂痣。在外来刺激下也可恶变。

2.检查

仔细检查眼睑局部情况。必要时活组织病理检查以助确诊。

(三)治疗

一般不须治疗。一旦近期增长迅速,色素加重,表面粗糙,兼有出血倾向时,应警惕恶变可能,尽早手术切除,并做病理检查。切除范围应包括其周围部分的正常皮肤。

二、黄色瘤

(一)定义

黄色瘤是指发生于眼睑的黄色扁平斑瘤。原因不明,一般认为与脂肪代谢障碍有关。多见于原发性高脂血症及继发性高脂血症。

(二)诊断

1.临床表现

老年妇女上睑内侧多见,呈对称性分布。淡黄色、圆形或椭圆形、质软、扁平,稍隆起于皮肤面。生长缓慢,有的是静止性的,但并不自行吸收消失,无任何不适。

2.检查

仔细检查上、下睑内侧皮肤。

(三)治疗

无须治疗。为美观,可手术切除或用二氧化碳冷凝。

三、皮脂腺囊肿

(一)定义

皮脂腺囊肿又称粉瘤,是较多见的眼睑良性肿瘤,生在眼睑者其特征与身体其他部位者相同。

(二)诊断

皮脂腺囊肿为一隆起的硬结,黄豆至蚕豆大小,位于浅层皮下,与皮肤紧密粘连,囊肿内容物为一种如豆渣样皮脂变质物质。常可继发感染而成急性炎症表现。也可自发破溃排出内容物。

(三)治疗

手术完整切除囊肿,囊壁残留有时可复发。

四、皮样囊肿

(一)病因

皮样囊肿属先天发育异常,儿童多见。

(二)诊断

1.临床表现

多见于上睑外侧皮下,大小不一、圆形或椭圆形、表面光滑、边界清楚、质软的肿块。与皮肤无粘连,但可与骨膜黏附。内含软骨、毛发、牙齿、腺体及脱落上皮等,周围有囊膜。

2.检查

局部检查为主,生长于上睑内侧的囊肿,需与脑膜膨出相鉴别。

(三)治疗

手术切除。

五、血管瘤

(一)定义及分型

眼睑血管瘤系先天性血管组织发育畸形。可分为毛细血管瘤、葡萄状血管瘤和海绵状血管瘤 3 种类型。

(二)诊断

1.临床表现

(1)毛细血管瘤:最多见。出生时或生后不久发生,迅速生长,至 7 岁时常自行退缩。扁平或稍隆起,无痛,边界清楚。发生在浅表皮肤者,呈鲜红色,称为草莓痣。深部者为浅蓝色或暗紫色,有海绵质感,用玻璃片压之均可褪色。

(2)葡萄状血管瘤:又称火焰痣,为扁平、紫红色的血管病变,常见于单侧三叉神经第一或第二支的分布区域。先天性,与生俱有,无自发性退化,用玻璃片压之不褪色。常与 Sturge-weber 综合征有联系。此综合征具有以下特点:①单侧广泛的面部皮肤及黏膜毛细血管血管瘤,其范围常遍及三叉神经第一、第二支分布区域。②结膜及脉络膜也有血管瘤,视网膜静脉迂曲、扩张,同侧眼为青光眼。③同侧脑膜血管瘤。

(3)海绵状血管瘤:见于青年人,此种血管瘤是发育性的,而不是先天性的,不会自行退缩。位于皮下或真皮深层。境界清楚、球状突起、色蓝紫、质软、有包膜。头低位时,肿块增大,颜色加深。

2.检查

常规检查视力,仔细检查眼睑局部情况。必要时做裂隙灯显微镜、检眼镜及眼压检查,甚至 CT 摄片。

(三)治疗

(1)儿童毛细血管瘤有自行消退趋向,不急于处理。瘤体迅速增大,尤其遮盖瞳孔引起弱视或反复出血、感染者须进行治疗,首选为肿瘤内注射皮质类固醇、激光、放射线治疗。

(2)葡萄状血管瘤可选择激光治疗,如合并青光眼则需抗青光眼治疗。

(3)海绵状血管瘤连同包膜一并手术切除。

六、乳头状瘤

(一)定义

乳头状瘤系发生于睑缘黏膜、泪阜、结膜等处的眼睑良性肿瘤。

(二)诊断

乳头状瘤为眼睑最常见良性病变。常有蒂,颜色与相邻近的眼睑皮肤相同。往往是多发,好累及睑缘,表面常有角化蛋白痂,显微镜下,可见指状突起构成,血管化结缔组织,外有增殖性上皮覆盖,表皮常棘皮化,足钉延长,有角化过度和灶性角化不全区域。

(三)治疗

手术切除。

七、基底细胞癌

(一)定义

基底细胞癌是一种由表皮基底细胞不能以正常形式成熟及角化而引起的上皮癌。好发于下睑近睑缘处的内眦部。在眼睑恶性肿瘤中基底细胞癌的发病率占第一位。50~60 岁多见,男性稍多于女性。

(二)诊断

1.临床表现

多见于老年人。常发生在内眦睑缘移行部,呈丘疹样结节或类似色素痣,质硬,表面有鳞屑及痂皮。中央部可出现溃疡,逐渐扩大,溃疡外有新的珠状硬结。基底坚硬而不平,边缘隆起并内卷,这是其最典型特征。此病进展缓慢,很少转移至远处,但可向周围及深部蔓延,出现相应症状及体征。

2.检查

常规检查视力,用放大镜、裂隙灯显微镜检查眼前节情况。活体组织病理检查可协助诊断。怀疑肿瘤细胞扩散时,应做 X 线检查及必要的特殊检查(如CT、脑部 MRI 等),以明确范围及程度。

3.鉴别诊断

本病与老年疣的鉴别在于后者成菜花状外观,有角化及鳞屑,周围皮肤无浸润硬结,无溃疡。但最终确诊须依据病理组织检查。

(三)治疗

基底细胞癌对 X 线及 Ra、Co 放射治疗(以下简称放疗)敏感。瘤体小时,可行手术切除或冷冻。晚期病例,可做眶内容摘除术,并结合放疗。

八、鳞状细胞癌

(一)定义

鳞状细胞癌指起自皮肤或黏膜上皮层的恶性肿瘤。好发于皮肤与黏膜交界处的睑缘。

(二)诊断

1.临床表现

50 岁以上男性多见。睑缘皮肤与结膜交界处先出现局限性隆起,渐成乳头状或菜花状。中央发展成溃疡,基底硬而不平,边缘坚实并隆起、外翻。进展缓慢,全身淋巴转移少见,但可向周围蔓延或向深部发展,甚至累及颅腔,出现相应症状及体征。患者死亡原因多为出血、继发脑膜炎或恶病质。

2.检查

常规检查视力,用放大镜、裂隙灯显微镜检查眼前节情况。活体组织病理检查可助诊断。怀疑肿瘤细胞扩散时,应做 X 线检查、全身检查及必要的特殊检查(如骨 ECT、脑部 MRI 等),以明确范围及程度。

3.鉴别诊断

本病与基底细胞癌在临床上有时不易区分,鳞状细胞癌较少见,发展快,恶性度较高,对X线敏感度不及基底细胞癌。如果在眼睑皮肤上有一生长较快的肿块,在一年内即达蚕豆大者应怀疑为鳞状细胞癌。

(三)治疗

尽早局部手术切除并整复眼睑。晚期应做眶内容摘除术,术后辅以放疗和化学治疗(以下简称化疗)。

九、眼睑恶性黑色素瘤

(一)定义

眼睑恶性黑色素瘤占眼睑所有恶性肿瘤的1%。虽然发病率相当低,但几乎所有皮肤癌死亡中,2/3是黑色素瘤所致。可起自原先存在的交界痣、复合痣或罕见的起白细胞性蓝痣,也可自行发生。

(二)分型

(1)小痣恶性黑色素瘤。

(2)表浅扩散性黑色素瘤。

(3)结节性黑色素瘤。

(4)起自痣的黑色素瘤。

(三)诊断

1.临床表现

最初黑色素细胞增生是向水平方向伸延(非侵犯性水平性生长期),随之为侵犯(垂直方向生长)期。提示色素病恶性转变的一系列预兆性体征:①颜色的改变,特别是红、白和蓝的色调,以及突然变深暗;②大小改变。③表面特征的改变,如结痂、渗出、出血或溃疡。④质地改变,尤其是变软或脆。⑤症状改变,如痛、痒或压痛。⑥形状改变,如原先扁平病变迅速隆起。⑦四周皮肤的改变,如红、肿或出现卫星病变。

2.病理检查

病理检查可确诊。

(四)治疗

彻底切除。

十、睑板腺癌

(一)定义

原发于睑板腺的恶性肿瘤称之为睑板腺癌。

(二)诊断

1.临床表现

多见于60岁以上女性。上睑多于下睑,发展慢,自觉症状少见。

早期表现类似睑板腺囊肿,眼睑肥厚变形,皮肤和结膜完整不破。当肿瘤细胞突破睑板组织后,则呈现黄白色结节,并迅速形成溃疡,基底硬、易出血。可蔓延至邻近组织,也可发生淋巴转移。

2.检查

常规检查视力,用放大镜、裂隙灯显微镜检查眼前节情况。活组织病理检查可助诊断。怀疑肿瘤细胞扩散时,应做 X 线检查、全身检查,以及必要的特殊检查以明确范围及程度。

3.鉴别诊断

睑板腺癌与睑板腺囊肿的区别在于腺癌部位的睑结膜有些粗糙的乳头状瘤样肿物,手术切开时见到的内容物有助于鉴别诊断,癌肿切开后可见豆渣样质地硬而脆的淡黄色组织,而睑板腺囊肿内容物为胶冻样或液化物质。

(三)治疗

早期广泛手术切除,晚期应做眶内容摘除术。肿瘤细胞对放疗不敏感,只能做辅助治疗。

第四章

结膜疾病

第一节 结 膜 炎

一、细菌性结膜炎

正常情况下结膜囊内可存有细菌,大约 90% 的人结膜囊内可分离出细菌,其中 35% 的人更可分离出一种以上的细菌,这些正常菌群主要是表皮葡萄球菌(>60%),类白喉杆菌(35%)和厌氧的痤疮丙酸杆菌,这些细菌可通过释放抗生素样物质和代谢产物,减少其他致病菌的侵袭。当致病菌的侵害强于宿主的防御功能或宿主的防御功能受到破坏的情况下,如干眼症,长期使用类固醇皮质激素等,即可发生感染。患者眼部有结膜炎症和脓性渗出物时,应怀疑细菌性结膜炎。按发病快慢可分为超急性(24 小时内)、急性或亚急性(几小时至几天)、慢性(数天至数周)。按病情的严重情况可分为轻、中、重度。急性结膜炎患者均有不同程度的结膜充血和结膜囊脓性、黏液性或黏脓性分泌物。急性结膜炎通常有自限性,病程在 2 周左右,局部有效治疗可以减少发病率和疾病持续时间,给予敏感抗生素治疗后,在几天内痊愈。慢性结膜炎无自限性,治疗较棘手。

(一)病因

常见的致病细菌见表 4-1。

其他较少见的细菌有结核分枝杆菌、白喉杆菌等。

慢性结膜炎可由急性结膜炎治疗不当演变而来,也可能为 Morax-Axenfeld 双杆菌、链球菌或其他毒力不强的菌类感染后一开始就呈慢性炎症过程,发病无季节性。还可由不良环境刺激如粉尘和化学烟雾等、眼部长期应用有刺激性的药物、屈光不正、烟酒过度、睡眠不足等引起。很多患者同时存在睑内翻倒睫,以及慢性泪囊炎、慢性鼻炎等周围组织炎症。

表 4-1　各型细菌性结膜炎的常见病原体

发病快慢	病情	常见病原菌
慢性(由数天至数周)	轻至中度	金黄色葡萄球菌 Morax-Axenfeld 双杆菌 变形杆菌 大肠埃希菌 假单胞菌属
急性或亚急性 (几小时至几天)	中至重度	流感嗜血杆菌 肺炎链球菌 Koch-Week 杆菌 金黄色葡萄球菌
超急性(24 小时内)	重度	淋病奈瑟菌 脑膜炎奈瑟菌

(二)临床表现

急性乳头状结膜炎伴有卡他性或黏脓性渗出物者是多数细菌性结膜炎的特征性表现。起先单眼发病,通过手接触传播后波及双眼。患者眼部刺激感和充血,晨间醒来睑缘有分泌物,起初分泌物呈较稀的浆液性,随病情进展变成黏液性及脓性。偶有眼睑水肿,视力一般不受影响,角膜受累后形成斑点状上皮混浊可引起视力下降。细菌性结膜炎乳头增生和滤泡形成的严重程度取决于细菌毒力包括侵袭力。白喉杆菌和溶血性链球菌可引起睑结膜面膜或假膜形成。

1.超急性细菌性结膜炎

超急性细菌性结膜炎由奈瑟菌属细菌(淋病奈瑟菌或脑膜炎奈瑟菌)引起。其特征为,潜伏期短(10 小时至 2～3 天不等),病情进展迅速,结膜充血水肿伴有大量脓性分泌物。有 15%～40% 患者可迅速引起角膜混浊,浸润,周边或中央角膜溃疡,治疗不及时几天后可发生角膜穿孔,严重威胁视力。其他并发症包括前房积脓性虹膜炎、泪腺炎和眼睑脓肿。淋病奈瑟菌性结膜炎成人主要是通过生殖器-眼接触传播而感染,新生儿主要是分娩时经患有淋病奈瑟菌性阴道炎的母体产道感染,发病率大约为 0.04%。脑膜炎奈瑟菌性结膜炎最常见患病途径是血源性播散感染,也可通过呼吸道分泌物传播。成人淋病奈瑟菌性结膜炎较脑膜炎奈瑟菌性结膜炎更为常见,而脑膜炎奈瑟菌性结膜炎多见于儿童,通常为双眼性,潜伏期仅为数小时至1天,表现类似淋病奈瑟菌性结膜炎,严重者可发展成化脓性脑膜炎,危及患者的生命。两者在临床上往往难以鉴别,两种致病菌均可引起全身扩散,包括败血症。特异性诊断方法需要培养和糖发酵试验。近年来,奈瑟菌属出现青霉素耐药菌群,因此药物敏感试验非常重要。

2.新生儿淋病奈瑟菌性结膜炎

新生儿淋病奈瑟菌性结膜炎潜伏期2～5天者多为产道感染,出生后7天发病者为产后感染。双眼常同时受累。有畏光、流泪,眼睑高度水肿,重者突出于睑裂之外,可有假膜形成。分泌物由病初的浆液性很快转变为脓性,脓液量多,不断从睑裂流出,故又有"脓漏眼"之称。常有耳前淋巴结肿大和压痛。严重病例可并发角膜溃疡甚至眼内炎。感染的婴儿可能还有并发其他部位的化脓性炎症,如关节炎、脑膜炎、肺炎、败血症等。

3.急性或亚急性细菌性结膜炎

急性或亚急性细菌性结膜炎又称"急性卡他性结膜炎",俗称"红眼病",传染性强多见于春秋季节,可散发感染,也可流行于学校、工厂等集体生活场所。发病急,潜伏期1～3天,两眼同时或相隔1～2天发病。发病3～4天时病情达到高潮,以后逐渐减轻,病程多<3周。最常见的致病菌是肺炎链球菌、金黄色葡萄球菌和流感嗜血杆菌。病原体可随季节变化,有研究显示冬天主要是肺炎链球菌引起的感染,流感嗜血杆菌性结膜炎则多见于春夏时期。

(1)金黄色葡萄球菌:通过释放外毒素和激活生物活性物质如溶血素、溶纤维蛋白溶酶、凝固酶等引起急性化脓性结膜炎。患者多伴有睑缘炎,任何年龄均可发病,晨起由于黏液脓性分泌物糊住眼睑而睁眼困难,较少累及角膜。表皮葡萄球菌引起的结膜炎少见。

(2)肺炎链球菌:肺炎链球菌性结膜炎有自限性,儿童发病率高于成人。潜伏期大约2天,结膜充血、黏脓性分泌物等症状在2～3天后达到顶点。上睑结膜和穹隆结膜可有结膜下出血,球结膜水肿。可有上呼吸道症状,但很少引起肺炎。

(3)流感嗜血杆菌:流感嗜血杆菌是儿童细菌性结膜炎的最常见病原体,成人中也可见。潜伏期约24小时,临床表现为充血、水肿、球结膜下出血,脓性或黏液脓性分泌物,症状3～4天达到高峰,在开始抗生素治疗后7～10天症状消失,不治疗可复发。流感嗜血杆菌Ⅲ型感染还可并发卡他性边缘性角膜浸润或溃疡。儿童流感嗜血杆菌感染可引起眶周蜂窝织炎,部分患者伴有体温升高、身体不适等全身症状。

(4)其他:白喉杆菌引起的急性膜性或假膜性结膜炎,20世纪初开始使用白喉杆菌类毒素后发病率明显下降,如今白喉杆菌性结膜炎偶见于儿童咽白喉患者,最初,眼睑红、肿、热、痛,可有耳前淋巴结肿大,严重病例球结膜面可有灰白色-黄色膜和假膜形成,坏死脱落后形成瘢痕。角膜溃疡少见,但一旦累及很容易穿孔。白喉毒素可致眼外肌和调节麻痹,干眼、睑球粘连、倒睫和睑内翻是白喉杆菌性结膜炎的常见并发症。本病有强传染性,需全身使用抗生素。

其他少见的急性化脓性结膜炎有摩拉克菌结膜炎在免疫力低下和酗酒人群中可见,假单胞菌属、埃希菌属、志贺菌和梭菌属等偶可引起单眼感染,眼睑肿胀,球结膜水肿,可有假膜形成,极少累及角膜。

4.慢性细菌性结膜炎

慢性细菌性结膜炎可由急性结膜炎演变而来,或毒力较弱的病原菌感染所致。多见于鼻泪管阻塞或慢性泪囊炎患者,或慢性睑缘炎或睑板腺功能异常者。金黄色葡萄球菌和摩拉克菌是慢性细菌性结膜炎最常见的两种病原体。

慢性结膜炎进展缓慢,持续时间长,可单侧或双侧发病。症状多种多样,主要表现为眼痒,烧灼感,干涩感,眼刺痛及视力疲劳。结膜轻度充血,可有睑结膜增厚、乳头增生,分泌物为黏液性或白色泡沫样。摩拉克菌可引起眦部结膜炎,伴外眦角皮肤结痂、溃疡形成及睑结膜乳头和滤泡增生。金黄色葡萄球菌引起者常伴有溃疡性睑缘炎或角膜周边点状浸润。

(三)诊断

根据临床表现、分泌物涂片或结膜刮片等检查,可以诊断。结膜刮片和分泌物涂片通过革兰氏染色和Giemsa染色可在显微镜下发现大量多形核白细胞和细菌。为明确病因和指导治疗,对于伴有大量脓性分泌物者、结膜炎严重的儿童和婴儿及治疗无效者应进行细菌培养和药物敏感试验,有全身症状的还应进行血培养。

(四)治疗

去除病因,抗感染治疗,在等待实验室结果时,医师应开始局部使用广谱抗生素,确定致病菌属后给予敏感抗生素。根据病情的轻重可选择结膜囊冲洗、局部用药、全身用药或联合用药。切勿包扎患眼,但可配戴太阳镜以减少光线的刺激。超急性细菌性结膜炎治疗应在诊断性标本收集后立即进行,以减少潜在的角膜及全身感染的发生,局部治疗和全身用药并重。成人急性或亚急性细菌性结膜炎一般选择滴眼液。儿童则选择眼膏,避免滴眼液随哭泣时眼泪排除,而且其作用时间更长。慢性细菌性结膜炎治疗基本原则与急性结膜炎相似,需长期治疗,疗效取决于患者对治疗方案的依从性。各类型结膜炎波及角膜时应按角膜炎治疗原则处理。

1.局部治疗

(1)当患眼分泌物多时,可用无刺激性的冲洗剂如 3％硼酸水或生理盐水冲洗结膜囊。冲洗时要小心操作,避免损伤角膜上皮,冲洗液勿流入健眼,以免造成交叉传染。

(2)局部充分滴用有效的抗生素眼水和眼药膏。急性阶段每 1～2 小时 1 次。革兰氏阳性菌所致者可局部使用:5 000～10 000 U/mL 青霉素、15％磺胺醋酰钠、0.1％利福平、杆菌肽、甲氧苄啶-多黏菌素 B、0.5％氯霉素等眼药水频点和红霉素、杆菌肽-多黏菌素 B 眼膏等抗生素眼药膏。革兰氏阴性菌所致者可选用氨基糖苷类或喹诺酮类药物,如 0.3％庆大霉素、0.3％妥布霉素、0.3％环丙沙星、0.3％氧氟沙星眼药水或眼药膏。在特殊情况下,可使用合成抗生素滴眼液。如甲氧苯青霉素耐药性葡萄球菌性结膜炎可使用5 mg/mL万古霉素滴眼液。慢性葡萄球菌性结膜炎对用杆菌肽和红霉素反应良好,还可适当应用收敛剂如 0.25％硫酸锌眼水。

2.全身治疗

(1)奈瑟菌性结膜炎应全身及时使用足量的抗生素,肌内注射或静脉给药。淋病奈瑟菌性结膜炎角膜未波及,成人大剂量肌内注射青霉素或头孢曲松钠(商品名:菌必治)1 g 即可,如果角膜也被感染,加大剂量,1～2 g/d,连续 5 天。青霉素过敏者可用大观霉素(商品名:淋必治)(2 g/d,肌内注射)。除此之外,还可联合口服 1 g 阿奇霉素或 100 mg 多西环素,每天 2 次,持续 7 天;或喹诺酮类药物(环丙沙星 0.5 g 或氧氟沙星 0.4 g,每天 2 次,连续 5 天)。

新生儿用青霉素 G 100 000 万 U/(kg·d),静脉滴注或分 4 次肌内注射,共 7 天。或用头孢曲松钠(0.125 g,肌内注射)、头孢噻肟钠(25 mg/kg,静脉注射或肌内注射),每 8 小时或 12 小时 1 次,连续 7 天。

大约 1/5 外源性(原发性)脑膜炎奈瑟菌性结膜炎可引起脑膜炎奈瑟菌血症,单纯局部治疗患者发生菌血症的概率比联合全身用药患者高 20 倍。因此必须联合全身治疗。脑膜炎奈瑟菌性结膜炎可静脉注射或肌内注射青霉素。青霉素过敏者可用氯霉素代替。2 天内可有明显疗效。和脑膜炎奈瑟菌性结膜炎患者接触者应进行预防性治疗,可口服利福平每天 2 次持续 2 天,推荐剂量是成人 600 mg,儿童 10 mg/kg。

(2)流感嗜血杆菌感染而致的急性细菌性结膜炎或伴有咽炎或急性化脓性中耳炎的患者局部用药的同时应口服头孢菌素类抗生素或利福平。

(3)慢性结膜炎的难治性病例和伴有酒糟鼻患者需口服多西环素 100 mg，1～2 次/天，持续数月。

(五)预防

(1)严格注意个人卫生和集体卫生。提倡勤洗手、洗脸和不用手或衣袖拭眼。

(2)急性期患者需隔离，以避免传染，防止流行。一眼患病时应防止另眼感染。

(3)严格消毒患者用过的洗脸用具、手帕及接触的医疗器皿。

(4)医护人员在接触患者之后必须洗手消毒以防交叉感染。必要时应戴防护眼镜。

(5)新生儿出生后应常规立即用 1%硝酸银眼药水滴眼 1 次或涂 0.5%四环素眼药膏，以预防新生儿淋病奈瑟菌性结膜炎和衣原体性结膜炎。

二、衣原体性结膜炎

衣原体是介于细菌与病毒之间的微生物，归于立克次纲，衣原体目。具有细胞壁和细胞膜，以二分裂方式繁殖，可寄生于细胞内形成包涵体。衣原体目分为二属。属Ⅰ为沙眼衣原体，可引起沙眼、包涵体性结膜炎和淋巴肉芽肿；属Ⅱ为鹦鹉热衣原体，可引起鹦鹉热。衣原体性结膜炎包括沙眼、包涵体性结膜炎、性病淋巴肉芽肿性结膜炎等。衣原体对四环素或红霉素最敏感，其次是磺胺嘧啶、利福平等。

(一)沙眼

沙眼是由微生物沙眼衣原体感染所致的一种慢性传染性结膜角膜疾病，潜伏期为 5～12 天，双眼发病，儿童少年时期多发。因其在睑结膜表面形成粗糙不平的外观，形似沙砾，故名沙眼。全世界有 3 亿～6 亿人感染沙眼，感染率和严重程度同当地居住条件以及个人卫生习惯密切相关。20 世纪 50 年代以前该病曾在我国广泛流行，是当时致盲的首要病因，70 年代后随着生活水平的提高、卫生常识的普及和医疗条件的改善，其发病率大大降低，但仍然是常见的结膜病之一。

1.病因

有关沙眼的病原学，曾有"立克次体、病毒、颗粒性野口杆菌、包涵体"等学说。1956 年沙眼衣原体由我国病毒研究所汤非凡教授和北京市眼科研究所张晓楼教授共同合作采用鸡胚培养方法在世界首次成功分离,并将 TE55(标准株)推广在世界范围内使用。沙眼衣原体的发现,明确了沙眼病原学,并促进了敏感药物的研创。1981 年国际沙眼防治组织授予"国际沙眼金质奖章"予以表彰。

沙眼衣原体种内有 3 个生物变种(或亚种):眼血清型包括 A、B、Ba、C 4 个血清型;生殖血清型包括 D、Da、E、F、G、H、I、Ia、J、K 10 个血清型;性病性淋巴肉芽肿血清型包括 L1、L2、L2a、L3 4 个血清型。在自然条件下,沙眼衣原体仅感染人,地方性致盲沙眼通常由 4 个眼血清型 A、B、Ba 和 C 引起。我国张力、张晓楼等(1990)用微量免疫荧光试验对中国华北沙眼流行地区沙眼衣原体免疫型进行检测,结果表明我国华北地区沙眼流行以 B 型为主,C 型次之。沙眼通过直接接触或污染物间接传播,节肢昆虫也是传播媒介。易感危险因素包括不良的卫生条件、营养不良、酷热或沙尘气候。热带、亚热带区或干旱季节容易传播。

2.临床表现

沙眼一般起病缓慢,临床症状轻重不等,病情因反复感染而加重,感染频次不同致使病程长短不一,或自愈,或持续数月,或延绵数年甚至数十年之久。急性沙眼感染主要发生在学前和低年学龄儿童,但在20 岁左右时,早期的瘢痕并发症才开始变得明显。成年后的各个时期均可以出现严重的眼睑和角膜并发症。男女的急性沙眼的发生率和严重程度相当,但女性沙眼的严重瘢痕比男性高出 2~3 倍,推测这种差别与母亲和急性感染的儿童密切接触有关。幼儿患沙眼后,症状隐匿,可自行缓解,不留后遗症。成人沙眼为亚急性或急性发病过程,早期即出现并发症。

沙眼患者早期无自觉症状,或仅有轻微异物感,似有灰尘侵入眼内等眼部异物和不适感,表现为滤泡性慢性结膜炎,以后逐渐进展到结膜瘢痕形成。

急性期症状包括畏光、流泪、异物感,较多黏液或黏液脓性分泌物。可出现眼睑红肿,结膜明显充血,乳头增生,上下穹隆部结膜满布滤泡,可合并弥漫性角膜上皮炎及耳前淋巴结肿大。

慢性期无明显不适,仅眼痒、异物感、干燥和烧灼感。结膜充血减轻,结膜污秽肥厚,同时有乳头及滤泡增生,病变以上穹隆及睑板上缘结膜显著,并可出现垂幕状的角膜血管翳。病变过程中,结膜的病变逐渐为结缔组织所取代,形成瘢痕。最早在上睑结膜的睑板下沟处,称之为 Arlt 线,渐成网状,以后全部变成白色平滑的瘢痕。角膜缘滤泡发生瘢痕化改变临床上称为 Herbet 小凹。沙眼性角膜血管翳及睑结膜瘢痕为沙眼的特有体征。血管翳是发生在角膜上缘,由球结膜经过角膜上缘伸到角膜表面半月形的一排小血管,血管翳的底是灰色的,充血时则血管翳变厚,显而易见。最严重的可成全血管翳。角膜血管翳是沙眼最重要的一个特异性特征。倒长的睫毛持续地摩擦角膜引起角膜各种形状的不透体如薄翳、斑翳或白斑。

重复感染时,并发细菌感染时,刺激症状可更重,且可出现视力减退。晚期发生睑内翻与倒睫、上睑下垂、睑球粘连、角膜混浊、实质性结膜干燥症、慢性泪囊炎等并发症。症状更明显,可严重影响视力,甚至失明。

3.分期和诊断标准

多数沙眼根据乳头、滤泡、上皮下角膜炎,血管翳(起自角膜缘的纤维血管膜进入透明角膜形成)、角膜缘滤泡、Herbert 小凹等特异性体征,可以做出诊断。由于睑结膜的乳头增生和滤泡形成并非为沙眼所特有,因此早期沙眼的诊断在临床病变尚不完全具备时较困难,有时只能诊断"疑似沙眼",要确诊须辅以实验室检查。WHO 要求诊断沙眼时至少符合下述标准中的 2 条:①上睑结膜 5 个以上滤泡;②典型的睑结膜瘢痕;③角膜缘滤泡或 Herbert 小凹;④广泛的角膜血管翳。

中华医学会眼科学会制订的沙眼分期和诊断标准:1979 年第二届中华医学会眼科学会制订了统一的沙眼分期和诊断标准,临床沿用至今。

(1)沙眼诊断:①上穹隆部和上睑板结膜血管模糊充血,乳头增生或滤泡形成,或二者兼有。②放大镜或裂隙灯显微镜下检查可见角膜血管翳。③上穹隆部和上睑结膜瘢痕。④结膜刮片有沙眼包涵体。在第一项的基础上,兼有其他 3 项中之一者可诊断沙眼。疑似沙眼者:上穹隆部及眦部睑结膜充血,有少量乳头增生或滤泡,并已排除其他结膜炎者。

(2)沙眼分期如下。①Ⅰ期——进行期:即活动期,乳头和滤泡同时并存,上穹隆结膜组织模糊不清,有角膜血管翳。②Ⅱ期——退行期:自瘢痕开始出现至大部分为瘢痕,仅残留少许活动性病变为止。③Ⅲ期——完全瘢痕期:活动性病变完全消失,代之以瘢痕,无传染性。

(3)沙眼分级标准:根据活动性病变(乳头和滤泡)占上眼睑结膜总面积的多少分为轻(+)、中(++)、重(+++)三级。占 1/3 面积以下者为轻(+),占 1/3～2/3 者为中(++),占 2/3 面积以上者为重(+++)。

(4)角膜血管翳分级:将角膜分为四等份,血管翳侵入上 1/4 以内为(+),1/4～1/2 者为(++),1/2～3/4 者为(+++),超过 3/4 者为(++++)。

为便于所有卫生工作者(包括基层医院)易于识别沙眼体征及其合并症,仅使用双筒放大镜(×2.5)和足够的照明(日光或者手电筒)即可进行检查,在社区内也可对沙眼的流行状况能够进行简单的调查和评估。1987 年 WHO 介绍了一种新的简单分期法来评价沙眼严重程度。标准如下。①沙眼性滤泡（TF）：上睑结膜 5 个以上滤泡，滤泡直径不小于 0.5 mm。②沙眼性剧烈炎症（TI）：弥漫性浸润，上睑结膜明显炎症性增厚，遮掩睑结膜深层血管，乳头增生、血管模糊区＞50%。③沙眼性瘢痕（TS）：典型的睑结膜瘢痕形成。④沙眼性倒睫（TT）：倒睫或睑内翻，至少一根倒睫摩擦眼球。⑤角膜混浊（CO）：角膜混浊，部分瞳孔区角膜变得模糊不清致明显的视力下降（视力＜0.3）。

其中 TF、TI 是活动期沙眼，要给予治疗，TS 是患过沙眼的依据，TT 有潜在致盲危险需行眼睑矫正手术，CO 是终末期沙眼。

4.实验室诊断

包括检测沙眼衣原体除结膜涂片、Giemsa 染色、Lugol 碘染色光镜下查包涵体。用荧光素标记的抗沙眼衣原体单克隆抗体直接染色，荧光显微镜下检查衣原体颗粒已广泛应用，另为酶联免疫吸附法（ELISA）检测衣原体抗原，如 ELISA 诊断试剂盒。微量免疫荧光技术（MIF）用以检测血清、泪液、分泌液中衣原体特异抗体型别及水平，还可监测 IgA、IgM、IgG 用于流行病学调查。

（1）结膜细胞学检查方法是实验室检查沙眼衣原体最传统的方法，沙眼细胞学的典型特点是可检出淋巴细胞、浆细胞和多形核白细胞。结膜刮片后行 Giemsa 染色可显示位于核周围的蓝色或红色细胞质内的包涵体。改良的 Diff-Quik 染色将检测包涵体的时间缩短为几分钟，操作简便，假阳性率高。

（2）衣原体分离培养：是诊断衣原体感染的金标准。四种衣原体均可用鸡胚卵黄囊接种分离，分离阳性率为 20%～30%，可用于初代培养但费时较多，较适宜用以恢复衣原体毒力。用细胞培养分离衣原体是目前分离衣原体最常用的方法。沙眼衣原体可在 McCoy、HeLa-229、HL、FL 等传代细胞生长。肺炎衣原体易在 H292、Hep-2、HeLa-229、McCoy、HL 细胞生长。采用 DEAE-葡聚糖、放线菌酮、细胞松弛素 B、胰酶和 EDTA、聚乙二醇等预处理细胞，标本离心接种等方法可提高分离阳性率。沙眼衣原体培养需要放射线照射或细胞稳定剂（如放线菌酮）预处理，通常在生长 48～72 小时后用碘染色单层细胞，或通过特殊的抗衣原体单克隆抗体检测，但技术要求高，广泛应用较难。

（3）分子生物学技术检测衣原体核酸有 DNA 探针核酸杂交法、PCR 法、巢式 PCR 法、连接酶链反应法（LCR）等都有高度敏感和高特异性，近年有快速诊断试剂盒等问世，费用昂贵。

5.鉴别诊断

需和其他滤泡性结膜炎相鉴别。

(1)慢性滤泡性结膜炎:原因不明。常见于儿童及青少年,皆为双侧。下穹隆及下睑结膜见大小均匀,排列整齐的滤泡,无融合倾向。结膜充血并有分泌物,但不肥厚,数年后不留痕迹而自愈,无角膜血管翳。无分泌物和结膜充血等炎症症状者谓之结膜滤泡症。一般不需治疗,只在有自觉症状时才按慢性结膜炎治疗。

(2)春季结膜炎:本病睑结膜增生的乳头大而扁平,上穹隆部无病变,也无角膜血管翳。结膜分泌物涂片中可见大量嗜酸性细胞增多。

(3)包涵体性结膜炎:本病与沙眼的主要不同在于:滤泡以下穹隆部和下睑结膜显著,无角膜血管翳。实验室可通过针对不同衣原体抗原的单克隆抗体进行免疫荧光检测来鉴别其抗原血清型,从而与之鉴别。

(4)巨乳头性结膜炎:本病所致的结膜乳头可与沙眼性滤泡相混淆,但有明确的角膜接触镜配戴史。

6.治疗

包括全身和眼局部药物治疗及对并发症的治疗。

(1)局部抗生素治疗:局部可选用0.1%利福平眼药水、0.1%酞丁胺眼药水或0.5%新霉素眼药水及红霉素类、四环素类眼膏,疗程最少10~12周。

目前对感染性沙眼的推荐治疗方法有两种,一种是连续性治疗:1%的四环素眼膏每天2次,共6周;一种为间断性治疗:每天2次,每月连续5天,每年至少连续用药6个月;或者每天1次,每月连续10天,每年至少连续用药6个月。

(2)全身抗生素治疗:急性期或严重炎症性沙眼的患者应全身应用抗生素治疗,一般疗程为3~4周。可口服四环素1~1.5 g/d,分4次服用;或者多西环素100 mg,2次/天;或红霉素1 g/d分4次口服。7岁以下儿童和孕期妇女忌用四环素,避免产生牙齿和骨骼损害。一些研究显示,成年人一次性口服1 g阿奇霉素在治疗沙眼衣原体病中是有效的。该药物在组织中的药物浓度可保持8天。相对来说,阿奇霉素没有严重的不良反应,可以在6个月以上的儿童中使用。但孕期禁用。

为了达到长期消除致盲性沙眼的目的,WHO建议不同沙眼检出率的治疗原则见表4-2。

表 4-2　不同沙眼检出率的治疗原则

检出情况	基本治疗	附加治疗
TF：低于 5％	个体局部抗生素治疗	无附加治疗
TF：5％～20％	群体或个体/家庭局部抗生素治疗	对严重患者进行选择性全身抗生素治疗
TF：20％或以上或 TI：5％或以上	群体局部抗生素治疗	对严重患者进行选择性全身抗生素治疗

＊群体治疗：患病群体的全部家庭中所有成员都接受治疗

＊家庭治疗：家庭中有一或一个以上成员患有 TF 或 TI，全部家庭成员都接受治疗

手术矫正倒睫及睑内翻，是防止晚期沙眼致盲的关键措施。

7.预防及预后

沙眼是一种持续时间长的慢性疾病，现在已有 600 万～900 万人因沙眼致盲。相应治疗和改善卫生环境后，沙眼可缓解或症状减轻，避免严重并发症。在流行地区，再度感染常见，需要重复治疗。预防措施和重复治疗应结合进行。WHO 提出了有效控制沙眼的 4 个要素：手术、抗生素、眼部清洁和环境改善（SAFE 战略）。具体内容如下。

（1）手术矫正沙眼倒睫最有效预防沙眼性盲的重要手段。

（2）抗生素治疗显著减少活动性沙眼感染人群。

（3）增加洗面和清洁眼部次数可有效防治沙眼相互传播。

（4）环境的改善，尤其水和卫生条件的改善是预防沙眼长期而艰巨的工作。

（二）包涵体性结膜炎

包涵体性结膜炎是 D～K 型沙眼衣原体引起的一种通过性接触或产道传播的急性或亚急性滤泡性结膜炎。包涵体结膜炎好发于性生活频繁的年轻人，多为双侧。衣原体感染男性尿道和女性子宫颈后，通过性接触或手-眼接触传播到结膜，游泳池可间接传播疾病。新生儿经产道分娩也可能感染。由于表现有所不同，临床上又分为新生儿和成人包涵体性结膜炎。

1.临床表现

（1）成人包涵体性结膜炎：接触病原体后 1～2 周，单眼或双眼发病。表现为轻、中度眼红、刺激和黏脓性分泌物，部分患者可无症状。眼睑肿胀，结膜充血显著，睑结膜和穹隆部结膜滤泡形成，并伴有不同程度的乳头增生，多位于下方。耳前淋巴结肿大。3～4 个月后急性炎症逐渐减轻消退，但结膜肥厚和滤泡持续存在，3～6 个月之后方可恢复正常。有时可见周边部角膜上皮或上皮下浸润，

或细小表浅的血管翳（＜2 mm），无前房炎症反应。成人包涵体性结膜炎可有结膜瘢痕但无角膜瘢痕。从不引起虹膜睫状体炎。可能同时存在其他部位如生殖器、咽部的衣原体感染征象。

（2）新生儿包涵体性结膜炎：潜伏期为出生后 5～14 天，有胎膜早破时可在出生后第 1 天即出现体征。感染多为双侧，新生儿开始有水样或少许黏液样分泌物，随着病程进展，分泌物明显增多并呈脓性。结膜炎持续 2～3 个月后，出现乳白色光泽滤泡，较病毒性结膜炎的滤泡更大。严重病例假膜形成、结膜瘢痕化。大多数新生儿衣原体结膜炎是轻微自限的，但可能有角膜瘢痕和新生血管出现。衣原体还可引起新生儿其他部位的感染威胁其生命，如衣原体性中耳炎、呼吸道感染、肺炎。沙眼衣原体可以与单纯疱疹病毒共感染，除了注意全身感染外，检查时还应注意眼部合并感染的可能性。

2.诊断

根据临床表现诊断不难。实验室检测手段同沙眼。新生儿包涵体性结膜炎上皮细胞的胞质内容易检出嗜碱性包涵体。血清学的检测对眼部感染的诊断无多大价值，但是检测 IgM 抗体水平对于诊断婴幼儿衣原体肺炎有很大帮助。新生儿包涵体性结膜炎需要和沙眼衣原体、淋病奈瑟菌引起的感染鉴别。

3.治疗

衣原体感染可波及呼吸道、胃肠道，因此口服药物很有必要。婴幼儿可口服红霉素［40 mg/（kg·d）］分 4 次服下，至少用药 14 天。如果有复发，需要再次全程给药。成人口服四环素（1～1.5 g/d）或多西环素（100 mg，2 次/天）或红霉素（1 g/d），治疗 3 周。局部使用抗生素眼药水及眼膏如 15％磺胺醋酸钠、0.1％利福平等。

4.预后及预防

未治疗的包涵体结膜炎持续 3～9 个月，平均 5 个月。采用标准方案治疗后病程缩短，复发率较低。

应加强对年轻人的卫生知识特别是性知识的教育。高质量的产前护理包括生殖道衣原体感染的检测和治疗是成功预防新生儿感染的关键。有效的预防药物包括 1％硝酸银、0.5％红霉素和 2.5％聚烯吡酮碘。其中 2.5％的聚烯吡酮碘点眼效果最好、毒性最小。

（三）性病淋巴肉芽肿性结膜炎

性病淋巴肉芽肿性结膜炎是一种由衣原体 L1、L2、L3 免疫型性传播的结膜炎症。常由实验等意外感染所致，亦见于生殖器或淋巴结炎急性感染期经手传播。

起病前多有发热等全身症状。局部淋巴结(耳前淋巴结、颌下淋巴结等)肿大、触痛。眼部典型症状为急性滤泡性结膜炎以及结膜肉芽肿性炎症,睑结膜充血水肿,滤泡形成,伴有上方浅层角膜上皮炎症,偶见实质性角膜炎,晚期累及全角膜,形成致密角膜血管翳。重症者伴有巩膜炎、葡萄膜炎、视神经炎。淋巴管闭塞时,发生眼睑象皮病。

实验室诊断可用 Frei 试验,皮内注射抗原 0.1 mL,48 小时后局部出现丘疹、浸润、水疱甚至坏死。结膜刮片可见细胞内包涵体,并可作衣原体分离。治疗方案参见包涵体性结膜炎。

(四)鹦鹉热性结膜炎

鹦鹉热性结膜炎少见,鸟类是鹦鹉热衣原体的传染源,人类偶然感染。最常见的感染人群是鸟类爱好者、宠物店店主和店员、家禽行业的工人。感染者最早出现肺部症状,表现为干咳和放射线影像肺部呈斑片状阴影,患者还有严重的头痛、咽炎、肌肉痛和脾大。眼部表现为上睑结膜慢性乳头增生浸润、伴上皮角膜炎。结膜上皮细胞内见包涵体,衣原体组织培养阳性,治疗同上。

三、病毒性结膜炎

病毒性结膜炎是一种常见感染,病变程度因个体免疫状况、病毒毒力大小不同而存在差异,通常有自限性。临床上按病程分为急性和慢性两组,以前者多见包括流行性角结膜炎、流行性出血性结膜炎、咽结膜热、单纯疱疹病毒性结膜炎和新城鸡瘟结膜炎等。慢性病毒性结膜炎包括传染性软疣性睑结膜炎、水痘-带状疱疹性睑结膜炎、麻疹性角结膜炎等。

(一)腺病毒性角结膜炎

腺病毒感染性结膜炎症是一种重要的病毒性结膜炎,主要表现为急性滤泡性结膜炎,常合并有角膜病变。本病传染性强,可散在或流行性发病。腺病毒是一种脱氧核糖核酸(DNA)病毒,可分为 31 个血清型。不同型别的腺病毒引起的病毒性结膜炎可有不同的临床表现,同样的临床表现也可由几种不同血清型的腺病毒所引起。腺病毒性角结膜炎主要表现为两大类型,即流行性角结膜炎和咽结膜热。

1.流行性角结膜炎

流行性角结膜炎是一种强传染性的接触性传染病,由腺病毒 8、19、29 和 37 型腺病毒(人腺病毒 D 亚组)引起。潜伏期为 5～7 天。

(1)临床表现:起病急、症状重、双眼发病。主要症状有充血、疼痛、畏光、伴有水样分泌物。疾病早期常一眼先发病,数天后对侧眼也受累,但病情相对较轻。急性期眼睑水肿,结膜充血水肿,48 小时内出现滤泡和结膜下出血,色鲜红,量多时呈暗红色。假膜(有时真膜)形成后能导致扁平瘢痕、睑球粘连。发病数天后,角膜可出现弥散的斑点状上皮损害,并于发病 7～10 天后融合成较大的、粗糙的上皮浸润。2 周后发展为局部的上皮下浸润,并主要散布于中央角膜,角膜敏感性正常。发病 3～4 周后,上皮下浸润加剧,形态大小基本一致,数个至数十个不等。上皮下浸润由迟发性变态反应引起,主要是淋巴细胞在前弹力层和前基质层的浸润,是机体对病毒抗原的免疫反应。这种上皮下浸润可持续数月甚至数年之久,逐渐吸收,极个别情况下,浸润最终形成瘢痕,造成永久性视力损害。结膜炎症最长持续 3～4 周。原发症状消退后,角膜混浊数月后可消失。患者常出现耳前淋巴结肿大和压痛,且于眼部开始受累侧较为明显,是和其他类型结膜炎的重要鉴别点,疾病早期或症状轻者无此表现。需注意儿童睑板腺感染时也可有耳前淋巴结肿大。儿童可有全身症状,如发热、咽痛、中耳炎、腹泻等。

(2)诊断:急性滤泡性结膜炎和炎症晚期出现的角膜上皮下浸润是本病的典型特征,结膜刮片见大量单核细胞,有假膜形成时,中性粒细胞数量增加。病毒培养、PCR 检测、血清学检查可协助病原学诊断。

(3)鉴别诊断如下。①流行性出血性结膜炎:70 型肠道病毒(偶由 A24 型柯萨奇病毒)感染引起,潜伏期短 18～48 小时(病程短 15～7 天),除具有结膜炎一般性症状和体征外,主要特征为结膜下出血呈片状或点状,从上方球结膜开始向下方球结膜蔓延。少数人发生前葡萄膜炎,部分患者还有发热不适及肌肉痛等全身症状。②慢性滤泡性结膜炎:原因不明。常见于儿童及青少年,皆为双侧。下穹隆及下睑结膜见大小均匀,排列整齐的滤泡,无融合倾向。结膜充血并有分泌物,但不肥厚,数年后不留痕迹而自愈,无角膜血管翳。③急性细菌性结膜炎:又称“急性卡他性结膜炎”,临床表现为患眼红、烧灼感,或伴有畏光、流泪。结膜充血,中等量黏脓性分泌物,夜晚睡眠后,上下睑睫毛常被分泌物黏合在一起。结膜囊分泌物培养细菌阳性。

(4)治疗:必须采取措施减少感染传播。所有接触感染者的器械必须仔细清洗消毒,告知患者避免接触眼睑和泪液,经常洗手。当出现感染时尽可能避免人群之间的接触。治疗无特殊,局部冷敷和使用血管收缩剂可减轻症状,急性期可使用抗病毒药物抑制病毒复制如干扰素滴眼剂、0.1％碘苷、0.1％利巴韦林、4％吗啉双胍等,每小时 1 次。合并细菌感染时加用抗生素治疗。出现严重的膜或假膜、上皮或上皮下角膜炎引起视力下降时可考虑使用糖皮质激素眼药水,病情控制后应减少糖皮质激素眼水的点眼频度至每天 1 次或隔天 1 次。应用中要注意逐渐减药,不要突然停药,以免复发;另外还要注意糖皮质激素的不良反应。

2.咽结膜热

咽结膜热是由腺病毒 3、4 和 7 型引起的一种表现为急性滤泡性结膜炎伴有上呼吸道感染和发热的病毒性结膜炎,传播途径主要是呼吸道分泌物。多见于 4～9 岁儿童和青少年。常于夏、冬季节在幼儿园、学校中流行。散发病例可见于成人。

(1)临床表现:前驱症状为全身乏力,体温上升至 38.3～40 ℃,自觉流泪、眼红和咽痛。患者体征为眼部滤泡性结膜炎、一过性浅层点状角膜炎及上皮下混浊,耳前淋巴结肿大。咽结膜热有时可只表现出 1～3 个主要体征。病程 10 天左右,有自限性。

(2)诊断:根据临床表现可以诊断。结膜刮片中见大量单核细胞,培养无细菌生长。

(3)治疗和预防:无特殊治疗。可参考流行性角结膜炎的治疗和预防措施。发病期间勿去公共场所、泳池等,减少传播机会。

(二)流行性出血性角结膜炎

流行性出血性结膜炎是由 70 型肠道病毒(偶由 A24 型柯萨奇病毒)引起的一种暴发流行的自限性眼部传染病,又称"阿波罗 11 号结膜炎"。1969 年在加纳第一次暴发,1971 年曾在我国大范围流行。该病在许多国家和岛屿发生过流行。

1.临床表现

潜伏期短 18～48 小时(病程短 15～7 天),常见症状有眼痛、畏光、异物感、流泪、结膜下出血、眼睑水肿等。结膜下出血呈片状或点状,从上方球结膜开始向下方球结膜蔓延。多数患者有滤泡形成,伴有上皮角膜炎和耳前淋巴结肿大。少数人发生前葡萄膜炎,部分患者还有发热不适及肌肉痛等全身症状,印度和日本曾报道个别病例出现类似炎髓灰质炎样下肢运动障碍。

2.诊断

急性滤泡性结膜炎的症状,同时有显著的结膜下出血,耳前淋巴结肿大等为诊断依据。

3.治疗和预防

无特殊治疗,有自限性,加强个人卫生和医院管理,防止传播是预防的关键。

四、免疫性结膜炎

免疫性结膜炎以前又称变态反应性结膜炎，是结膜对外界变应原的一种超敏性免疫反应。结膜经常暴露在外，易与空气中的致敏原如花粉、尘埃、动物羽毛等接触，也容易遭受细菌或其他微生物的感染（其蛋白质可致敏），药物的使用也可使结膜组织发生变态反应。由体液免疫介导的免疫性结膜炎呈速发型，临床上常见的有花粉症、异位性结膜炎和春季角结膜炎；由细胞介导的则呈慢性过程，常见的有泡性结膜炎。眼部的长期用药又可导致医源性结膜接触性或过敏性结膜炎，有速发型和迟发型两种。还有一种自身免疫性疾病，包括干燥性角结膜炎、结膜类天疱疮、Stevens-Johnson 综合征等。

（一）春季角结膜炎

春季角结膜炎又名春季卡他性结膜炎、季节性结膜炎等。青春期前起病，持续 5～10 年，多为双眼，男孩发病率高于女孩。该病在中东和非洲发病率高，温带地区发病率低，寒冷地区则几乎无病例报道。春夏季节发病率高于秋冬两季。

1. 病因

尚不明确，其免疫发病机制是 Ⅰ 型和 Ⅳ 型超敏反应。很难找到特殊的致敏原。通常认为和花粉敏感有关。各种微生物的蛋白质成分、动物皮屑和羽毛等也可能致敏。近来，发现春季角结膜炎患者角膜上皮表达细胞黏附分子 ICAM-1。泪液中可分离出特异性的 IgE、IgG，组胺和类胰蛋白酶升高，血清中组胺酶水平下降。因此发病机制和体液免疫（IgG、IgE）及细胞免疫都有关。春季角结膜炎也见于免疫球蛋白 E 综合征的患者。

2. 临床表现

临床上把春季性角结膜炎分为睑结膜型、角结膜缘型及混合型 3 种。患者眼部奇痒，黏丝状分泌物，夜间症状加重。可有家族过敏史。

睑结膜型的特点是结膜呈粉红色，上睑结膜巨大乳头呈铺路石样排列。乳头形状不一，扁平外观，包含有毛细血管丛。下睑结膜可出现弥散的小乳头。严重者上睑结膜可有假膜形成。除非进行冷冻、放疗和手术切除乳头等创伤性操作，一般反复发作后结膜乳头可完全消退，不遗留瘢痕。

角结膜缘型更常见于黑色人种。上下睑结膜均出现小乳头。其重要临床表现是在角膜缘有黄褐色或污红色胶样增生，以上方角膜缘明显。

混合型睑结膜和角膜同时出现上述两型检查所见。

各种类型春季角结膜炎均可累及角膜，文献报道角膜受损发生率 3%～

50％。以睑结膜型更为常，主要是由于肥大细胞及嗜酸性细胞释放炎症介质引起。角膜受损最常表现为弥漫性点状上皮角膜炎，甚至形成盾形无菌性上皮损害，多分布于中上 1/3 角膜称为"春季溃疡"。部分患者急性期可在角膜缘见到白色 Horner-Trantas 结节。结膜分泌物涂片和 Horner-Trantas 结节活检行 Giemsa 染色，可见大量嗜酸性粒细胞和嗜酸性颗粒。角膜上方可有微小血管翳，极少全周角膜血管化。该病和圆锥角膜可能有一定关系。

3.诊断

根据男性青年好发，季节性反复发作，奇痒；上睑结膜乳头增生呈扁平的铺路石样或角膜缘部胶样结节；显微镜下结膜刮片每高倍视野出现超过 2 个嗜酸性粒细胞，即可做出诊断。

4.治疗

春季结膜炎是一种自限性疾病，短期用药可减轻症状，长期用药则对眼部组织有损害作用。治疗方法的选择需取决于患者的症状和眼表病变严重程度。物理治疗包括冰敷，以及在有空调房间可使患者感觉舒适。患者治疗效果不佳时，可考虑移居寒冷地区。

局部使用糖皮质激素具有抑制肥大细胞介质的释放，阻断炎症细胞的趋化，减少结膜中肥大细胞及嗜酸性粒细胞的数量，抑制磷脂酶 A2，从而阻止花生四烯酸及其代谢产物的产生等多种功能。对迟发性超敏反应亦有良好的抑制作用。急性期患者可采用糖皮质激素间歇疗法，先局部频繁（例如每 2 小时 1 次）应用糖皮质激素 5～7 天，后迅速减量。顽固的睑结膜型春季角结膜炎病例可在睑板上方注射 0.5～1 mL 短效糖皮质激素如地塞米松磷酸钠（4 mg/mL）或长效糖皮质激素如曲安西龙奈德（40 mg/mL）。但要注意长期使用会产生青光眼、白内障等严重并发症。

非甾体抗炎药是环氧化酶的抑制剂，它可以抑制前列腺素的产生及嗜酸性粒细胞的趋化等，在过敏性疾病发作的急性阶段及间歇阶段均可使用，对缓解眼痒、结膜充血、流泪等眼部症状及体征均显示出一定的治疗效果。

肥大细胞稳定剂通过抑制细胞膜钙通道发挥作用。它可以阻止因抗原与肥大细胞膜上 IgE 交联而引起的炎症介质的释放。常用的有色甘酸二钠及奈多罗米等。最好在接触变应原之前使用，对于已经发作的患者治疗效果较差。目前多主张在春季角结膜炎易发季节每天滴用细胞膜稳定剂色甘酸钠或新一代药物萘多罗米钠肥大细胞稳定剂 4～5 次，预防病情发作或维持治疗效果，待炎症发作时才短时间使用糖皮质激素进行冲击治疗。

抗组胺药(富马酸依美斯汀)可拮抗已经释放的炎症介质的生物学活性,减轻患者症状,与肥大细胞稳定剂联合使用治疗效果较好,可减轻眼部不适症状。

经过一系列药物治疗(抗组胺药、血管收缩剂)仍有强烈畏光以至于无法正常生活的顽固病例,局部应用2%的环孢素A可以很快控制局部炎症及减少激素的使用量。但是在停药后2~4个月后炎症往往复发。0.05%FK506可以抑制IL-2基因转录及IgE合成信号传递通路,对顽固性春季结膜炎有良好的治疗效果。

人工泪液可以稀释肥大细胞释放的炎症介质,同时可改善因角膜上皮点状缺损引起的眼部异物感,但需使用不含防腐剂的剂型。对花粉和其他变应原进行脱敏治疗效果尚不肯定。春季结膜炎伴发的葡萄球菌睑缘炎和结膜炎要给予相应治疗。

(二)过敏性结膜炎

过敏性结膜炎是由于眼部组织对变应原产生超敏反应所引起的炎症。本节专指那些由于接触药物或其他抗原而过敏的结膜炎。有速发型和迟发型两种。引起速发型的致敏原有花粉、角膜接触镜及其清洗液等;药物一般引起迟发型,如睫状肌麻痹药阿托品和后马托品,氨基糖苷类抗生素,抗病毒药物碘苷和三氟胸腺嘧啶核苷,防腐剂硫柳汞和乙二胺四醋酸及缩瞳剂等。

1.临床表现

接触致敏物质数分钟后迅速发生的为I型超敏反应,眼部瘙痒、眼睑水肿和肿胀、结膜充血及水肿。极少数的患者可表现为系统性过敏症状。在滴入局部药物后24~72小时才发生的为迟发IV型超敏反应。表现为眼睑皮肤急性湿疹、皮革样变。睑结膜乳头增生、滤泡形成,严重者可引起结膜上皮剥脱。下方角膜可见斑点样上皮糜烂。慢性接触性睑结膜炎的后遗症包括色素沉着、皮肤瘢痕、下睑外翻。

2.诊断

根据有较明显变应原接触史,脱离接触后症状迅速消退;结膜囊分泌物涂片发现嗜酸性粒细胞增多等可以诊断。

3.治疗

查找变应原,I型超敏反应经避免接触变应原或停药即可得到缓解。局部点皮质类固醇眼药水(如0.1%地塞米松)、血管收缩剂(0.1%肾上腺素或1%麻黄碱),伴有睑皮肤红肿、丘疹者,可用2%~3%硼酸水湿敷。近年来,研制的几种新型药物如非甾体抗炎药0.5%酮咯酸氨丁三醇、抗组胺药0.05%富马酸依美斯汀以及细胞膜稳定剂萘多罗米钠点眼,可明显减轻症状。严重者可加用全身抗过敏药物,如氯苯那敏、阿司咪唑、抗组胺药或糖皮质激素等。

(三)季节性过敏性结膜炎

季节性过敏性结膜炎又名枯草热性结膜炎,是眼部过敏性疾病最常见的类型,其致敏原主要为植物的花粉。

1.临床表现

该病主要特征是季节性发作(通常在春季);通常双眼发病,起病迅速,在接触致敏原时发作,脱离致敏原后症状很快缓解或消失。最常见的症状为眼痒,几乎所有的患者均可出现,轻重程度不一。也可有异物感、烧灼感、流泪、畏光及黏液性分泌物等表现,高温环境下症状加重。

主要体征为结膜充血及非特异性睑结膜乳头增生,有时合并有结膜水肿或眼睑水肿,小孩更易出现。很少影响角膜,偶有轻微的点状上皮性角膜炎的表现。

许多患者有过敏性鼻炎及支气管哮喘病史。

2.治疗

(1)一般治疗:包括脱离变应原,眼睑冷敷,生理盐水冲洗结膜囊等手段。

(2)药物治疗:常用的有抗组胺药、肥大细胞稳定剂、非甾体抗炎药及血管收缩剂,对于病情严重,使用其他药物治疗无效的患者可以考虑短期使用糖皮质激素。多采用局部用药,对于合并有眼外症状者可以全身使用有抗组胺药、非甾体抗炎药及糖皮质激素。

3.脱敏治疗

如果致敏原已经明确,可以考虑使用脱敏治疗。对于因植物花粉及杂草引起的过敏性结膜炎其效果相对较佳。但对于许多其他原因引起的过敏性结膜炎患者,其治疗效果往往并不理想。

4.预后

预后良好,多无视力损害,很少出现并发症。

(四)常年性过敏性结膜炎

常年性过敏性结膜炎远比季节性过敏性结膜炎少见。致敏原通常为房屋粉尘、虫螨、动物的皮毛、棉麻及羽毛等。

1.临床表现

临床表现与季节性过敏性结膜炎相似。由于抗原常年均有,故其症状持续存在,一些患者有季节性加重现象。眼部症状通常比季节性结膜炎轻微。

检查时常发现结膜充血、乳头性结膜炎合并少许滤泡、一过性眼睑水肿等。

一些患者可能没有明显的阳性体征。

2.治疗

治疗手段基本同季节性过敏性结膜炎。

由于致敏原常年存在,因此通常需要长期用药。常用的药物为抗组胺药物及肥大细胞稳定剂,糖皮质激素仅在炎症恶化其他治疗无效时才使用,且不宜长期使用。

脱敏治疗效果往往很不理想,故很少采用。

3.预后

预后良好,多无视力损害,很少出现并发症。

(五)巨乳头性结膜炎

巨乳头性结膜炎发生与抗原沉积及微创伤有密切的关系,为机械性刺激与超敏反应共同作用的结果。

1.临床表现

该病多见于戴角膜接触镜(尤其是佩戴材料低劣的软性角膜接触镜者)或义眼,以及有角膜手术病史(未埋线)或视网膜脱离手术史(填充物暴露)的患者。患者常首先表现为接触镜不耐受及眼痒,也可出现视矇(因接触镜沉积物所致)、异物感及分泌物等。

检查最先表现为上睑结膜轻度的乳头增生,之后被大的乳头(>0.3 mm)替代,最终变为巨乳头(>1 mm)。

巨乳头结膜炎很少累及角膜,少数患者可以出现浅点状角膜病变及Trantas斑。

2.治疗

(1)一般治疗:更换接触镜,选择高透气性的接触镜或小直径的硬性接触镜,缩短接触镜佩戴时间;加强接触镜的护理,避免使用含有防腐剂及汞等具有潜在抗原活性的护理液;炎症恶化期间,最好停戴接触镜。义眼必须每天用肥皂清洗,在清水中浸泡,置于干燥的地方备用。对有缝线及硅胶摩擦者,如情况许可应加以拆除。

(2)药物治疗:常用的药物有肥大细胞稳定剂、糖皮质激素及非甾体抗炎药。糖皮质激素应尽量避免使用,但对于佩戴义眼患者可以放宽使用范围。

3.预后

尽管治疗过程中症状及体征消退缓慢,但一般预后良好,很少出现视力受损。

(六)泡性结膜炎

泡性角结膜炎是由微生物蛋白质引起的迟发型免疫反应性疾病。常见致病微生物包括结核分枝杆菌、金黄色葡萄球菌、白色念珠菌、球孢子菌属,以及 L_1、L_2、L_3 血清型沙眼衣原体等。

1.临床表现

多见于女性、青少年及儿童。有轻微的异物感,如果累及角膜则症状加重。泡性结膜炎初起为实性,隆起的红色小病灶(1~3 mm)周围有充血区。角膜缘处三角形病灶,尖端指向角膜,顶端易溃烂形成溃疡,多在 10~12 天内愈合,不留瘢痕。病变发生在角膜缘时,有单发或多发的灰白色小结节,结节较泡性结膜炎者为小,病变处局部充血,病变愈合后可留有浅淡的瘢痕,使角膜缘齿状参差不齐。初次泡性结膜炎症状消退后,遇有活动性睑缘炎、急性细菌性结膜炎和挑食等诱发因素可复发。反复发作后疱疹可向中央进犯,新生血管也随之长入,称为束状角膜炎,痊愈后遗留一带状薄翳,血管则逐渐萎缩。极少数患者疱疹可以发生于角膜或睑结膜。

2.诊断

根据典型的角膜缘或球结膜处实性结节样小泡,其周围充血等症状可正确诊断。

3.治疗

治疗诱发此病的潜在性疾病。局部类固醇皮质激素眼药水点眼如 0.1% 地塞米松眼药水,结核菌体蛋白引起的泡性结膜炎对激素治疗敏感,使用激素后 24 小时内主要症状减轻,继用 24 小时病灶消失。伴有相邻组织的细菌感染要给予抗生素治疗。补充各种维生素,并注意营养,增强体质。对于反复束状角膜炎引起角膜瘢痕导致视力严重下降的患者可以考虑行角膜移植进行治疗。

(七)特应性角结膜炎

特应性角结膜炎好发于有特应性皮炎病史的患者,在发生Ⅰ型速发超敏反应同时还伴有细胞介导的免疫抑制。因此患者容易合并单纯疱疹病毒或金黄色葡萄球菌感染。

1.临床表现

该病患者通常终年患病,好发于老年人。睑结膜中等大小的乳头,伴有上皮下纤维化,晚期形成结膜瘢痕,有时会发展成睑球粘连。慢性上皮病变损害角膜缘干细胞后,形成广泛的角膜新生血管。部分患者伴有晶状体后囊混浊。

2.治疗

避免接触变应原。药物治疗同春季角结膜炎相似。合并病毒或细菌感染时给予相应治疗。极少数患者局部的药物治疗通常不能有效控制病情,需局部使用免疫抑制剂(如环孢素 A)。

(八)自身免疫性结膜炎

自身免疫性结膜炎可引起眼表上皮损害、泪膜稳定性下降,导致眼表泪液疾病的发生,严重影响视力。主要有 Sjögren 综合征、结膜类天疱疮、Stevens-Johnson 综合征等疾病。

1.Sjögren 综合征

Sjögren 综合征(Sjögren's syndrome,SS)是一种累及全身多系统的疾病,该综合征包括干眼症、口干、结缔组织损害(关节炎)。3 个症状中 2 个存在即可诊断。绝经期妇女多发。泪腺有淋巴细胞和浆细胞浸润,造成泪腺增生,结构功能破坏。

(1)临床表现:SS 导致干眼症状。睑裂区结膜充血、刺激感,有轻度结膜炎症和黏丝状分泌物,角膜上皮点状缺损,多见于下方角膜,丝状角膜炎也不少见,疼痛有朝轻暮重的特点。泪膜消失,泪液分泌试验异常,结膜和角膜虎红染色及丽丝胺绿染色阳性有助于临床诊断。

(2)诊断:唾液腺组织活检有淋巴细胞和浆细胞浸润,结合临床症状可确诊。

(3)治疗:主要为对症治疗,缓解症状,治疗措施要有针对性。可采用人工泪液,封闭泪点,湿房镜等措施。

2.瘢痕性类天疱疮

瘢痕性类天疱疮病因未明,治疗效果不佳的一种非特异性慢性结膜炎,伴有口腔、鼻腔、瓣膜和皮肤的病灶。女性患者严重程度高于男性。部分有自行减轻的趋势。

(1)临床表现:常表现为反复发作的中度、非特异性的结膜炎,偶尔出现黏液脓性的改变。特点为结膜病变形成瘢痕,造成睑球粘连,特别是下睑,以及睑内翻、倒睫等。根据病情严重程度可分为Ⅰ期结膜下纤维化,Ⅱ期穹隆部缩窄,Ⅲ期睑球粘连,Ⅳ期广泛的睑球粘连而导致眼球运动障碍。

结膜炎症的反复发作可以损伤杯状细胞,结膜瘢痕阻塞泪腺导管的分泌。泪液中水样液和黏蛋白的缺乏最终导致干眼。合并睑内翻和倒睫时,出现角膜损伤,角膜血管化、瘢痕加重、溃疡、眼表上皮鳞状化生。

(2)诊断:根据临床表现,结膜活检有嗜酸性粒细胞,基膜有免疫荧光阳性物质(IgG、IgM、IgA)等可诊断。在某些类天疱疮患者的血清中可以检测到抗基膜循环抗体。

(3)治疗:治疗应在瘢痕形成前就开始,减少组织受损程度。口服氨苯砜和免疫抑制剂环磷酰胺等对部分患者有效。近年有研究认为静脉注射免疫球蛋白可以治疗包括类天疱疮在内的自身免疫性疾病。病程长者多因角膜干燥,完全性睑球粘连等严重并发症失明,可酌情行眼表重建手术。

3.Stevens-Johnson 综合征

Stevens-Johnson 综合征发病与免疫复合物沉积在真皮和结膜实质中有关。部分药物如氨苯磺胺,抗惊厥药,水杨酸盐,青霉素,氨苄西林和异烟肼;或单纯疱疹病毒、金黄色葡萄球菌、腺病毒感染可诱发此病。

(1)临床表现:该病的特征是黏膜溃疡形成和皮肤的多形性红斑,该病好发于年轻人,35 岁以后很少发病。患者主诉有眼疼刺激,分泌物和畏光等。双眼结膜受累。最初表现为黏液脓性结膜炎和浅层角膜炎,晚期瘢痕形成导致结膜皱缩,倒睫和泪液缺乏。继发角膜血管瘢痕化后影响视力。

(2)治疗:全身使用糖皮质激素可延缓病情进展,局部糖皮质激素使用对眼部损害治疗无效,还可能致角膜溶解、穿孔。结膜炎分泌物清除后给予人工泪液可减轻不适症状。出现倒睫和睑内翻要手术矫正。

五、药物性结膜炎

长期滴用缩瞳剂、抗生素(如庆大霉素、新霉素等)以及含有刺激性防腐剂的其他滴眼液均可导致药物性结膜炎。

(一)临床表现

(1)眼痒,流泪。可有少量分泌物。

(2)结膜充血,有滤泡。

(3)氨基糖苷类抗生素、抗病毒成分及防腐剂的滴眼液,可引起下睑结膜的乳头反应。

(4)滴用阿托品、缩瞳剂、肾上腺素制剂、抗生素和抗病毒药物时,可出现滤泡反应。

(5)可伴有浅层点状角膜炎。

(二)诊断

根据眼部长期用药史和结膜的改变,可以诊断。

(三)鉴别诊断

沙眼:沙眼睑结膜乳头大小不一,结膜滤泡和角膜血管翳。而药物性结膜炎在停止用药数周后,症状和体征可消退。

(四)治疗

停止用药。

第二节　结　膜　变　性

一、翼状胬肉

翼状胬肉是一种慢性炎症性病变,因形状似昆虫翅膀而得名,俗称"攀睛"或"胬肉攀睛"。多在睑裂斑的基础上发展而成。近地球赤道部和户外工作的人群(如渔民、农民)发病率较高,地理纬度与翼状胬肉有较大的关系,Cameron(1965)发现翼状胬肉发病最高的地区为纬度 $30°\sim35°$。具体病因不明,可能与紫外线照射、烟尘等有一定关系。局部角膜缘干细胞受损,失去屏障作用可能也是发病基础。近年用免疫荧光法发现翼状胬肉组织内存在 IgE、IgG,而 IgE 的存在可能与 I 型变态反应有关,组织学检查在翼状胬肉基质中有浆细胞和淋巴细胞浸润。也有人认为是结膜组织的增殖变性弹力纤维发育异常而产生的弹力纤维变性所致。

(一)临床表现

多双眼发病,以鼻侧多见。一般无明显自觉症状,或仅有轻度异物感,当病变接近角膜瞳孔区时,因引起角膜散光或直接遮挡瞳孔区而引起视力下降。睑裂区肥厚的球结膜及其下纤维血管组织呈三角形向角膜侵入,当胬肉较大时,可妨碍眼球运动。

按其发展与否,可分为进行性和静止性两型。进行性翼状胬肉头部隆起、其前端有浸润,有时见色素性铁线(Stocker 线),体部充血、肥厚,向角膜内逐渐生长。静止性翼状胬肉头部平坦,体部菲薄,静止不发展。

(二)诊断与鉴别诊断

检查见睑裂区呈翼状的纤维血管组织侵入角膜即可诊断。需与睑裂斑和假性胬肉相鉴别。睑裂斑通常不充血,形态与胬肉不同,底部方向相反,且不向角膜方向发展。假性胬肉通常有角膜溃疡或创伤病史,与附近结膜组织粘连,可在任何方位形成。

（三）治疗

减少外界环境的刺激因素对于预防翼状胬肉的发生有一定作用,毕竟日光中的紫外线与翼状胬肉的发生有密切关系,流行病学发现,在长期佩戴眼镜的人群中,翼状胬肉的发生率较低,因此,佩戴防护镜应该是预防翼状胬肉发生的简便易行的方法。胬肉小而静止时一般不需治疗,但应尽可能减少风沙、阳光等刺激。胬肉进行性发展,侵及瞳孔区,可以进行手术治疗,但有一定的复发率。手术方式有单纯胬肉切除或结膜瓣转移术,胬肉切除＋球结膜瓣转移、移植或羊膜移植术。联合角膜缘干细胞移植、自体结膜移植、β射线照射、局部使用丝裂霉素等,可以减少胬肉复发率。近期研制出的 TGF-β 抑制剂可以通过抑制细胞增殖、胶原合成及炎症细胞浸润来控制翼状胬肉的发展。

二、睑裂斑

睑裂斑为睑裂区角巩膜缘连接处水平性的、三角形或椭圆形、隆起的、灰黄色的球结膜结节。鼻侧发生多且早于颞侧,多为双侧性。外观常像脂类渗透至上皮下组织,内含黄色透明弹性组织。一般是由于紫外线(电焊等)或光化学性暴露引起。目前眼睑闭合对睑裂区球结膜造成的重复性损伤也被认为是一个致病因素。

（一）临床表现

睑裂部接近角膜缘处的球结膜出现三角形隆起的斑块,三角形基底朝向角膜。睑裂斑通常是无症状,至多是美容的问题。偶尔睑裂斑可能会充血、表面变粗糙,发生睑裂斑炎。

（二）治疗

一般无须治疗。发生睑裂斑炎给予作用较弱的激素或非甾体消炎药局部点眼即可。严重影响外观、反复慢性炎症或干扰角膜接触镜的成功配戴时可考虑予以切除。

三、结膜结石

结膜结石是在睑结膜表面出现的黄白色凝结物,常见于慢性结膜炎患者和老年人。组织病理学检查显示结膜结石为充满上皮和角质素残留的上皮性包涵性囊肿,并非真正的"结石"。

（一）临床表现

(1)结膜上皮深层或表面白色细小硬结,单个或数个。

(2)如结石突出结膜表面时可磨损结膜或角膜上皮,从而引起异物感,角膜荧光素染色呈阳性。

（3）上睑结膜的结石多于下睑结膜。

（二）诊断

根据睑结膜表面白色坚硬小结节，可以诊断。

（三）鉴别诊断

睑结膜异物：不呈坚硬的小结节，可以拭去，在裂隙灯下检查易与结膜结石鉴别。

（四）治疗

（1）患者一般无自觉症状，无须治疗。

（2）突出结膜面结石，可在表面麻醉下用异物针或针头剔除。

第三节　结膜下出血

结膜下出血是球结膜下血管破裂或渗透性增加引起的眼病。常单眼发生，可发生于任何年龄，但易发生于年龄较大的动脉硬化、糖尿病、血液病、外伤和某些传染性疾病（如败血症、伤寒）患者。腹内压增高（如咳嗽、打喷嚏或便秘）导致静脉压增高，可突然引起球结膜小血管破裂而引起出血。

一、临床表现

（1）出血部位色鲜红，范围不等，以后随着血液的吸收逐渐变为棕色。

（2）出血一般在 7～12 天内自行吸收。

（3）无明显症状。当患者不明病情时会造成精神紧张。

二、诊断

根据临床表现进行诊断。

三、鉴别诊断

急性出血性结膜炎：传染性极强，表现为急性滤泡性结膜炎的症状，同时有显著的结膜下出血，伴耳前淋巴结肿大。

四、治疗

（1）患者常因鲜红的片状出血而严重忧虑和关切，应向患者解释，消除其顾虑。

（2）寻找出血病因，针对原发病进行治疗。

（3）出血后可局部冷敷，两天后热敷，每天2～3次，可促进出血吸收。

（4）反复双眼出血时应除外血液病。

第四节　结膜色素沉着

结膜色素沉着可分为外源性和内源性两类。外源性色素沉着常与滴用金属盐类药物有关，内源性色素沉着多与全身疾病引起的代谢异常或黑色素增殖有关。

一、临床表现

（一）结膜银沉着症

长期滴用硝酸银制剂，可在睑结膜及球结膜上出现暗色的色素沉着，整个结膜被染成暗灰蓝色，以结膜穹隆部明显。裂隙灯显微镜下可见角膜基质深层、后弹力层有棕黄色点状银质沉着。

（二）结膜铜沉着症

长期应用铜制剂治疗后，铜剂细粒为弹性组织吸收，除角膜铜沉着症外，结膜也可发生铜沉着症，呈淡绿色。

（三）结膜黑色素沉着

某些结膜疾病，如结膜干燥症、春季结膜炎，球结膜上常出现黑色素沉着。全身疾病，如Addison病时，围绕角膜缘有一黑色素环。维生素A缺乏症的患者，常在球结膜上出现褐色色素沉着。

二、诊断

根据眼部用药史和结膜的色素改变，可以诊断。

三、鉴别诊断

结膜色素痣：结膜色素痣的球结膜黑色斑边界清楚。

四、治疗

停用引起色素沉着的药物。

第五节 结膜囊肿及肿瘤

一、结膜囊肿

结膜囊肿在临床上并不少见。结膜囊肿应当定义为由结膜上皮组织构成囊壁、其中充填了液体物质。引起结膜囊肿的原因很多,大多数是由于手术、外伤、感染、慢性炎症刺激等造成的植入性上皮性囊肿,发生于结膜穹隆部囊肿的体积可以较大;部分囊肿是先天性的。在分类中,部分学者习惯将位于结膜下的包裹性囊肿也列入结膜囊肿的范畴。

临床常见的结膜囊肿按病因分类分为以下 2 种。

(一)先天性结膜囊肿

先天性结膜囊肿较少见。较小者见于结膜痣,痣本身含有小的透明囊肿。较大的结膜囊肿见于隐眼畸形,眼眶内有一发育很小的眼球及较大的囊肿,囊肿大时可充满眼眶。

1.症状

患者无特殊不适。

2.体征

先天性小眼球伴囊肿患者多无视力;部分患者眼窝表面找不到眼球,或很小的眼球位于下方穹隆部,余部为囊肿充填。结膜痣患者出生时结膜有隆起病灶,生长缓慢。

3.辅助诊断

无特殊,病理切片为诊断的金标准。

4.鉴别诊断

与结膜的实质性肿物相鉴别。与相邻组织的囊肿鉴别。

5.治疗

本病药物治疗无效,根据患者美容的需要,选择手术摘除,局部美容手术。

(二)获得性囊肿

获得性囊肿是结膜囊肿临床上最常见的类型,根据病因,有各种不同的临床表现。多数患者就诊原因为发现眼表肿物,部分囊肿是患者由于其他原因检查眼睛时偶然被发现。

上皮植入性结膜囊肿：由于结膜外伤、手术等原因，结膜上皮被植入到结膜下，这些上皮细胞增生成团，继之在中央部分发生变性，形成囊腔，囊壁由结膜上皮细胞组成，菲薄而透明，其中可见杯细胞。囊内为透明液体及黏液，囊肿的一侧与巩膜表面或有粘连不易移动，周围组织炎症反应轻；当在囊腔内存在细菌等微生物时，囊肿周围组织可能有急慢性炎症。

上皮内生性结膜囊肿：由于结膜受到长期慢性炎症刺激，上皮细胞向内层生长，伸入到结膜下组织。新生的上皮细胞团，中央部变性而形成囊肿，充以液体。囊肿好发于上睑及穹隆部结膜，也见于泪阜、半月皱襞、下穹隆及下睑结膜。

腺体滞留性结膜囊肿：由于慢性炎症浸润刺激，使结膜本身腺体的排泄口阻塞、封闭，腺体分泌物不能排出，滞留而形成囊肿。这种囊肿一般很小，多见于穹隆部结膜，也可见于泪阜处。

1.症状

患者无特殊不适，部分患者有结膜炎症表现，眼部异物感、流泪等。

2.体征

半透明或不透明的结节状、半球形隆起，周围结膜血管或充血；位于穹隆部的囊肿可以较大，表面淡紫色，可使用暴露穹隆法使囊肿突起入结膜囊。

3.辅助诊断

无特殊，病理切片为诊断的金标准。

4.治疗

本病药物治疗无效，选择手术摘除，当怀疑结膜囊肿为感染性，切除肿物时尽量保证肿物完整，根据病理诊断报告，考虑术后是否使用抗感染药物；当手术中囊肿壁有破溃时，尽量取囊内容物（液）涂片，确定有无病原体以便于进一步的治疗。

5.随诊

依据病理诊断结果采取相应治疗，为减轻手术后结膜反应，术中建议使用单股尼龙或丙纶线缝合，拆线时间为缝合后 5～7 天。当伤口有感染时，据伤口愈合状况预约复诊。

6.自然病程及预后

穹隆部的结膜囊肿会生长较快，体积较大；继发感染多见，手术摘除后复发较少。

7.患者教育

确定囊肿的原因很重要，发现囊肿，建议首选切除组织送病理检查。

二、结膜良性肿瘤

结膜肿瘤主要源于结膜上皮或黑色素细胞病变,结膜固有层的间质组织病变亦可引起瘤样增生。与其他部位的肿瘤类似,结膜肿瘤包括错构瘤与迷芽瘤两类。除原发外,炎症等因素也可以导致组织肿瘤性生长。结膜肿瘤的主要组织类型见表 4-3。

表 4-3 结膜肿瘤的主要组织类型

上皮性源性	鳞状细胞、基底细胞、黑色素细胞
间质性	血管、神经、纤维、脂肪、淋巴、肌肉
多种组织源性	迷芽瘤

(一)鳞状细胞乳头状瘤

结膜上皮增生,外生性生长。

1.症状

大部分患者没有症状,以发现眼球表面肿块或色素为主诉。

2.体征

多为暗粉红色,略隆起于结膜表面,桑葚状或菜花状,位于结膜表面,有时基底呈蒂状。

3.辅助诊断

裂隙灯角膜显微镜检查,肿瘤表面不平,似有多数小的乳头状结构,半透明,可以隐约看到瘤体内含扩张弯曲血管。

4.实验室诊断

手术切除标本送病理检查,诊断。

5.鉴别诊断

对所有结膜良性肿瘤来说,重要的是判断肿物的性质,除外恶性肿物。临床医师根据肿瘤的外观、生长速度等可以对病灶性质进行初步诊断,帮助确定手术方案,病理检查是诊断的金标准。

6.治疗

手术切除为首选治疗手段。目前有学者推荐局部冷冻与手术切除联合的治疗方案。

7.随诊

依据病理诊断结果采取相应治疗,为减轻手术后结膜反应,术中建议使用单股尼龙或丙纶线缝合,拆线时间为缝合后 5～7 天;当伤口有感染时,据伤口愈合状况预约复诊。

8.自然病程及预后

当肿瘤体积较大时,继发感染多见,手术摘除后可能复发,部分肿瘤恶变。

9.患者教育

确定肿物性质很重要,建议首选切除组织送病理检查。

(二)色素痣

属于良性黑色素细胞瘤。有先天性与获得性两类。病理学家 Peter 和 Folberg 博士将成年人罹患的色素痣,归为原发性获得性结膜黑变病(PAM)的范畴。

1.症状

结膜色素性病灶,多无自觉不适。

2.体征

结膜表面棕黑色、蓝黑色或棕红色病灶,境界清晰,微隆起,表面平滑无血管。痣好发部位为角膜缘附近及睑裂部球结膜,缓慢增长。

3.辅助检查

无特殊。

4.实验室诊断

如手术切除,标本做病理诊断。

5.鉴别诊断

同前。

6.治疗

体积小,患者无感不适(包括生理与心理)的色素痣可以无须治疗。当痣突然增生,表面不平滑者或有出血、破溃等恶变的迹象时,应选择手术切除肿物。对于色素性肿物,临床上务求病灶一次性、全部、完整切除,切除病灶送病理检查。

7.自然病程与预后

色素痣大部分稳定,终生不变或极缓慢生长。部分病例有恶性变的倾向。

8.患者教育

发现结膜色素性肿物,要到医院就诊。切忌自行处理,建议不要使用刺激性药物和方法治疗。

(三)血管瘤

有毛细血管瘤和海绵状血管瘤。毛细血管瘤为先天性瘤,出生后生长缓慢或停止生长。一般范围较小,有时也波及眼睑、眼眶等邻近组织。海绵状血管瘤一般范围较广,位置较深,常为眼眶、眼睑或颜面血管瘤的一部分。有时合并青光眼,称为 Sturge-Weber 综合征。

(四)皮样瘤

皮样瘤为先天性良性瘤。好发于睑裂部角膜缘处。部分位于角膜浅层,部分位于结膜侧。瘤体与其下结角膜组织粘连牢固,呈淡红黄色,表面不平呈皮肤样、有纤细毛发。组织学检查含有表皮、真皮、毛囊、皮脂腺、汗腺等,手术切除,角膜部分作板层角膜移植修补。

(五)皮样脂瘤

为先天性瘤,因含大量脂肪故瘤体呈黄色,质软。好发于颞上侧近外眦部结膜下,与眶内组织相连。手术切除时,慎勿损伤外直肌。

(六)骨瘤

为先天性瘤。很少见,好发于颞下侧外眦部结膜下,质硬,多呈圆形,如黄豆大小。应与畸胎瘤区别。

第六节　结膜恶性肿瘤

一、鳞状细胞癌

临床并不常见,本病变属于结膜鳞状上皮的病变,目前有部分学者将其归类为眼表鳞状细胞肿瘤(OSSN),可能与紫外线辐射有关。好发于上皮细胞性质移行的结合部。

(一)临床表现

患者开始时并无特殊不适,以后可能有眼干涩、局部充血等;病变通常发生在睑裂部,发生在角巩膜缘处的病变,病灶外观类似泡性角膜结膜炎。病灶表面有血管,增长较迅速,可表现为菜花状、鱼肉状、或胶冻状外观。结膜鳞状细胞癌病灶表面及周围结膜经常发生角化。在较少情况下,肿瘤可浸润进入眼内,并经淋巴转移到耳前淋巴结、颌下淋巴结及颈部淋巴结。

(二)诊断

病理诊断为本病诊断的金标准。

（三）治疗

临床首选手术切除病灶。在切除时，选用肿瘤非接触切除原则（NO TACHE），意为在手术中，切除缘距肿瘤肉眼病灶 2～3 mm。肿瘤的复发率与肿瘤切除缘是否无肿瘤细胞相关。目前也有采用手术切除病灶联合局部冷冻、局部化疗和局部放疗法抑制肿瘤复发。

二、恶性黑色素瘤

这一名称在目前国际通用的教科书中已经很少使用，常用的名称是结膜黑色素瘤。

结膜黑色素瘤占眼表恶性肿瘤的约 2%。其大部分来源于原发性获得性黑变病（primary acquired melanosis，PAM），1/5 源于色素痣恶变，仅很少量为原发性黑色素瘤。

（一）临床表现

患者发现结膜表面黑色或灰褐黑色实质性病灶，伴有扩张的滋养血管；非色素性病灶呈现为表面平滑、鲜鱼肉样外观的结节。肿瘤的好发部位为角巩膜缘处的结膜表面。

（二）鉴别诊断

（1）较大的色素痣：痣生长慢，不侵犯周围组织，如角膜。

（2）眼内黑色素瘤穿破眼球壁：瘤体增长迅速，色黑，表面不平呈分叶状，结膜病灶与其下组织粘连牢固。

（3）色素细胞瘤：少见，先天性黑色病灶，通常不易在眼表移动。

（4）有色素的鳞状细胞癌：表面粗糙，隆起较明显的结节。

（三）治疗

根据肿瘤状态，采取单纯切除、局部化疗或扩大切除、放疗等手段。色素性肿瘤常早期血行扩散，切除后复发率高，易发生全身转移。制定手术切除治疗方案要慎重、考虑周全并与患者良好沟通。

三、卡波西肉瘤

发生于艾滋病（AIDS）患者。临床表现为孤立或多发，扁平斑状或结节状。瘤体呈红色、暗红或青紫色，常见的生长部位为下睑和下穹隆部，易被误诊为结膜下出血。

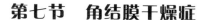

第七节 角结膜干燥症

角结膜干燥症又称干眼病,是指任何原因引起的泪液质量或动力学异常导致的泪膜不稳定,引起眼部不适和眼表组织炎症的一类眼病。根据其病因可分为 4 类。①水样液缺乏性干眼病:主要由泪腺功能低下所致。②黏蛋白缺乏性干眼病:如 Stevens-Johnson 综合征、眼类天疱疮、沙眼和化学伤所致的干眼病。③脂质缺乏性干眼病:主要由于睑板腺功能障碍引起。④泪液动力学异常所致干眼病:如眼睑缺损、睑内外翻等导致瞬目不全时。临床上这 4 类干眼病可并存。干燥综合征(Sjogren's syndrome)属于泪液生成不足的干眼病,是一种慢性自身免疫性疾病,分为原发性和继发性,以泪腺中大量淋巴细胞浸润、泪腺分泌功能被破坏为特征;继发性伴随系统性结缔组织病,如类风湿关节炎、红斑狼疮等。

一、临床表现

(1)自觉症状比体征明显。有干涩感、异物感、烧灼感、眼痒、畏光、眼红、视物模糊等症状。对烟雾、风、热、湿度低或长时间用眼敏感。单眼或双眼发病。

(2)下睑缘泪条缺乏。正常时泪条宽度至少 1 mm。

(3)泪膜破裂时间缩短,<10 秒。

(4)Schirmer 试验,结果<10 mm/5 min。

(5)荧光素或虎红染色为角膜和结膜点状着染,通常位于睑裂部位。

(6)结膜囊和角膜前泪膜中有较多黏液或分泌物碎屑,角膜有丝状物附着。

二、诊断

根据病史、临床表现可以诊断。

三、鉴别诊断

(一)睑缘炎

睑缘结痂、增厚。常与干眼病同时发生。

(二)暴露性角膜炎

继发于面神经麻痹、外伤、化学伤、热灼伤、先天异常等情况。

四、治疗

（1）滴用人工泪液。根据干眼轻重程度调整滴药次数。

（2）睡眠时加涂眼膏。

（3）胶原塞或硅胶塞阻塞泪点或者泪道。

（4）应用促进泪液分泌药物，如口服溴己新（必嗽平）。

（5）重症干眼症可以考虑手术，唇腺或者颌下腺移植术。

（6）滴用低浓度（0.05％～0.1％）环孢素 A 滴眼液，每天两次，或者糖皮质激素、非甾体抗炎药物。

第五章

角 膜 疾 病

第一节 细菌性角膜炎

细菌性角膜炎是 20 世纪 60 年代最主要的感染性角膜疾病,70 年代以后病毒性角膜炎、真菌性角膜炎、棘阿米巴性角膜炎迅速增多,但细菌性角膜炎仍是当前发病率和致盲率最高的感染性角膜病。细菌性角膜炎的发展趋势是机会感染、混合感染及耐药菌感染不断增多,给该病的诊断和治疗带来一定困难,眼科医师必须给予高度警惕和重视。

随着时代的变迁,细菌性角膜炎的致病菌也发生了很大变化,文献统计当前最常见(占 70％左右)的致病细菌有四种,即革兰氏阳性球菌中的肺炎链球菌(Streptococcus pneumoniae,S)和葡萄球菌(Staphylococcus,S)革兰氏阴性杆菌中的铜绿假单胞菌(Pseudomonasaeruginosa,P)和莫拉菌(Moraxella,M)简称SSPM 感染。此外,比较常见的致病菌还有链球菌、分枝杆菌、变形杆菌、黏质沙雷菌等,有增多倾向的致病细菌有厌氧性细菌、不发酵革兰氏阴性杆菌、放线菌等。

一、肺炎链球菌性角膜炎

肺炎链球菌性角膜炎是最常见的革兰氏阳性球菌所引起的急性化脓性角膜炎。具有典型革兰氏阳性球菌所特有的角膜体征,局限性椭圆形溃疡和前房积脓,故亦称匐行性角膜溃疡或前房积脓性角膜溃疡。

（一）病因

1.致病菌

肺炎链球菌,是革兰氏阳性双球菌,大小为 $0.5\sim1.2~\mu m$。

2.危险因素

（1）有角膜上皮外伤史,如树枝、谷穗、指甲、睫毛等擦伤,或有灰尘、泥土等异物病史。

（2）长期应用糖皮质激素。

（3）慢性泪囊炎和配戴角膜接触镜也是引起本病的主要因素。

发病以夏、秋农忙季节为多见,农村患者多于城市。多发生于老年人,婴幼儿或儿童少见。

（二）临床表现

1.症状

起病急,表现为突然发生眼痛及刺激症状。角膜缘混合充血,球结膜水肿。

2.体征

（1）角膜损伤处（多位于中央）出现粟粒大小灰白色微隆起浸润灶,周围角膜混浊水肿。1～2天后,病灶扩大至数毫米,表面溃烂形成溃疡,向周围及深部发展。其进行缘（溃疡的浸润越过溃疡边缘）多潜行于基质中,呈穿凿状,向中央匐行性进展,另一侧比较整齐,炎症浸润较静止。

（2）有时浸润灶表面不发生溃疡,而向基质内形成致密的黄白色脓疡病灶。伴有放射状后弹力膜皱褶形成。

（3）当溃疡继续向深部发展,坏死组织不断脱落,可导致后弹力膜膨出或穿孔。一经穿孔,前房将失去原先的无菌性,造成眼内感染,最终导致眼球萎缩。

（4）严重的虹膜睫状体炎反应也是本病特征之一,由于细菌毒素不断渗入前房,刺激虹膜睫状体,可出现瞳孔缩小,角膜后沉着物、房水混浊及前房积脓。

（三）诊断

（1）发病前有角膜外伤、慢性泪囊炎或局部长期应用糖皮质激素病史。

（2）起病急,大多从角膜中央部出现浸润病灶。

（3）灰白色局限性溃疡呈椭圆形匐行性进展,很快向基质层发展,形成深部脓疡,甚至穿孔。

（4）常伴有前房积脓,病灶区后弹力层皱褶。

（5）病灶刮片发现有革兰氏染色阳性双球菌。结合角膜溃疡的典型体征,大体作出初步诊断。确诊仍需细菌培养证实有肺炎链球菌感染。

（四）治疗

（1）首选青霉素类抗生素（1％磺苄青霉素）、头孢菌素类（0.5％头孢氨噻肟）等滴眼液频繁滴眼。氨基糖苷类抗生素（0.3％庆大霉素）容易产生耐药性，治疗中必须加以注意。重症病例可加上结膜下注射或全身给药。

（2）如存在慢性泪囊炎，应及时给予清洁处置或摘除。

（3）药物治疗不能控制病情发展或角膜穿孔者，应施行治疗性角膜移植术。

二、葡萄球菌性角膜炎

葡萄球菌性角膜炎是最常见的革兰氏阳性细菌感染性角膜病，临床表现多样，分为金黄色葡萄球菌性角膜炎、表皮葡萄球菌性角膜炎、耐药金黄色葡萄球菌性角膜炎、耐药表皮葡萄球菌性角膜炎及葡萄球菌性边缘性角膜炎等。

（一）病因

1.致病菌

葡萄球菌广泛分布于自然界、空气、水、土壤以及人和动物的皮肤与外界相通的腔道中，菌体呈球形，直径为 0.8～1 μm，细菌排列呈葡萄串状，革兰氏染色阳性。细菌无鞭毛，缺乏运动能力，不形成芽胞。根据色素、生化反应等不同，分为金黄色葡萄球菌和以表皮葡萄球菌为代表的凝固酶阴性葡萄球菌。前者可产生毒素及血浆凝固酶，故其毒力最强；后者毒性较小、不产生血浆凝固酶，一般不致病，但近年来已成为眼科感染的重要条件致病菌之一。

2.危险因素

同肺炎链球菌性角膜炎，一般有外伤或其他眼表病病史（如干眼症、单疱病毒性角膜炎等）。

（二）临床特征

1.金黄色葡萄球菌性角膜炎

（1）是一种急性化脓性角膜溃疡，临床上与肺炎链球菌所引起的匐行性角膜溃疡非常相似。

（2）具有革兰氏阳性球菌典型的局限性圆形灰白色溃疡，边缘清楚，偶尔周围有小的卫星灶形成，一般溃疡比较表浅，很少波及全角膜及伴有前房积脓。进展较肺炎球菌性角膜炎缓慢。

2.表皮葡萄球菌性角膜炎

（1）又称凝固酶阴性葡萄球菌性角膜炎，是一种医源性角膜感染病，多发生于眼局部免疫功能障碍的个体，如糖尿病、变应性皮肤炎、长期滴用糖皮质激素及眼科手术后的患者。

（2）发病缓慢,临床表现轻微,病变一般较局限,溃疡范围小而表浅,与金黄色葡萄球菌性角膜炎相比,前房反应较轻。很少引起严重角膜溃疡及穿孔。

3.耐甲氧西林金黄色葡萄球菌性角膜炎（MRSAK）和耐甲氧西林表皮葡萄球菌性角膜炎（MRSEK）

（1）近来由于广泛使用抗生素,耐甲氧西林金黄色葡萄球菌逐年增多,80%～90%的金黄色葡萄球菌可产生青霉素酶,使青霉素 G 水解失活。几乎对每一种抗生素均可产生耐药性,对磺胺类及氨苄西林耐药者占 95%～100%;对氯霉素占 64%～71.4%;对四环素占 36%～40%。

（2）MRSAK 或 MRSEK 其临床表现与金黄色葡萄球菌所致的角膜炎相同,多为机会感染,常发生于免疫功能低下的患者,如早产儿或全身应用化疗后发生;眼部免疫功能低下者,如眼内手术（角膜移植术、白内障等）后、眼外伤、干眼症、配戴角膜接触镜等。

4.葡萄球菌边缘性角膜炎又叫葡萄球菌边缘性角膜浸润

（1）多发生于葡萄球菌性眼睑结膜炎患者,是葡萄球菌外毒素引起的一种Ⅲ型变态反应（免疫复合物型）。

（2）中年女性较多见,时重时轻,反复发作,常伴有结膜充血及异物感。

（3）浸润病灶多位于边缘部 2、4、8、10 点处（即眼睑与角膜交叉处,该处免疫复合体容易沉积）,呈灰白色孤立的圆形、串珠形或弧形浸润,位于上皮下及浅基质层。病灶与角膜缘之间有一透明区。反复发作后,周边部可有浅层血管翳长入浸润灶。很少引起角膜溃疡发生。

（三）治疗

1.葡萄球菌性角膜炎

一般采用头孢菌素类 0.5%头孢氨噻肟、青霉素类（1%磺苄青霉素）,或氟喹诺酮类（0.3%氧氟沙星）眼液频繁滴眼。特别注意表皮葡萄球菌性角膜炎对于氨基糖苷类药物治疗效果较差。

2.MRSAK 或 MRSEK

可采用二甲胺四环素和头孢甲氧氰唑进行治疗。近来文献推荐的方法采用5%万古霉素溶于以磷酸盐作缓冲液的人工泪液中频繁滴眼,或万古霉素 25 mg结膜下注射,每天一次,同时每天两次口服,每次1 g,对早期病例有较好疗效。

3.葡萄球菌边缘性角膜炎

主要采用 0.1%氟米龙和 1%磺苄西林或 0.3%氧氟沙星眼液交替滴眼,一般1周左右即可明显好转。重度患者除清洁眼睑缘外,还应联合结膜下注射或口服糖皮质激素。

4.其他

药物治疗不能控制病情发展或病变迁延不愈、有穿孔倾向者,应早期施行治疗性角膜移植术。

三、铜绿假单胞菌性角膜炎

铜绿假单胞菌性角膜炎是一种极为严重的急性化脓性角膜炎,具有典型革兰氏阴性杆菌所引起的环形脓疡的体征,常在极短时间内累及整个角膜而导致毁灭性的破坏,后果极其严重。一经发生,必须立即抢救。

(一)病因

1.致病菌

(1)铜绿假单胞菌为革兰氏阴性杆菌,大小为$(0.5\sim1.0)\mu m\times(1.5\sim3.0)\mu m$的直或微弯杆菌,有产生色素的性能,引起蓝绿色脓性分泌物。该菌广泛存在于自然界的土壤和水中,亦可寄生于正常人皮肤和结膜囊,有时还可存在于污染的滴眼液中,如荧光素、地卡因、阿托品、匹罗卡品滴眼液等。有时甚至可在一般抗生素滴眼液(如磺胺)中存活。

(2)铜绿假单胞菌具有很强的致病性,主要致病物质是内毒素(菌细胞壁脂多糖)和外毒素(弹力性蛋白酶、碱性蛋白酶及外毒素A)。实验证明,动物实验接种后,迅速在角膜繁殖,放出毒素和酶,并同时引起以中性粒细胞为主的浸润,导致角膜组织溶解及坏死。

2.危险因素

铜绿假单胞菌毒性很强,但侵袭力很弱,只在角膜上皮损伤时才能侵犯角膜组织引起感染,最常见的发病危险因素如下。

(1)角膜异物剔除术后,或各种原因引起的角膜损伤(如角膜炎、角膜软化、角膜化学烧伤及热烧伤、暴露性角膜炎等)。

(2)配戴角膜接触镜时间过长,或使用被铜绿假单胞菌污染的清洁液或消毒液。

(3)使用被污染的眼药水和手术器械。

(二)临床表现

(1)症状:发病急,病情发展快,潜伏期短(6～24小时)。患者感觉眼部剧烈疼痛、畏光流泪,视力急剧减退,检查可见眼睑红肿,球结膜混合性充血、水肿。

（2）起病急、来势猛，溃疡发生快。

（3）典型的环形浸润或环形溃疡形态及前房积脓。

（4）大量的黄绿色黏脓性分泌物。

（5）涂片检查发现有革兰氏阴性杆菌，培养证实为铜绿假单胞菌。

（三）治疗

（1）局部首选氨基糖苷类抗生素（如庆大霉素、妥布霉素、丁胺卡那霉素）或氟喹诺酮类抗菌药（氧氟沙星、环丙沙星）频繁滴眼，也可采用第三代头孢菌类抗生素（头孢氨噻肟、头孢磺吡苄、头孢氧哌唑）频滴或交替滴眼。白天每 30～60 分钟 1 次滴眼，晚上改用氧氟沙星眼膏或磺苄西林眼膏每 3～4 小时 1 次涂眼。

（2）重症患者可采用结膜下注射或全身用药。待获得药敏试验的结果后，应及时修正使用敏感的抗生素或抗菌药进行治疗。

（3）糖皮质激素的应用在大量有效抗生素控制炎症的情况下，适当应用糖皮质激素可以减轻炎症反应和瘢痕形成。口服泼尼松 10 mg，每天 3 次或地塞米松 15 mg 加入抗生素及葡萄糖中静脉点滴。但溃疡未愈合，荧光素染色阳性时局部忌用糖皮质激素治疗。

（4）其他治疗用 1% 阿托品散瞳，用胶原酶抑制剂和大量维生素对症治疗。病情重者在药物治疗 24～48 小时后，有条件则彻底清除病灶进行板层角膜移植。术后每天结膜下注射敏感抗生素可缩短疗程，挽救眼球。后遗角膜白斑者，则作穿透性角膜移植。

第二节　病毒性角膜炎

一、单纯疱疹病毒性角膜炎

单纯疱疹病毒（herpes simplex virus，HSV）感染引起的角膜炎症称为单纯疱疹病毒性角膜炎（HSK）。它是由病毒感染、免疫与炎症反应参与、损伤角膜及眼表组织结构的复杂性眼病，也是当今世界上危害严重的感染性眼病之一，发病率占角膜病的首位，美国约有 50 万患者。此病的特点是多类型、易复发、发病与被感染的 HSV 株以及机体的免疫状态有关。由于抗生素和皮质类固醇的广泛应用,其发病率有上升趋势。往往因反复发作而严重危害视功能,临床尚无有效控制复发的药物,因而成为一种世界性的重要致盲原因。

(一)病原学

HSV 分为两个血清型——1 型和 2 型。1 型的感染部位是头颈部,大多数眼部疱疹感染是由此型病毒引起;2 型的感染部位是生殖器,偶或也引起眼部感染。近年的研究发现 HSV-1 型也可感染腰部以下部位,而 HSV-2 型也可感染腰部以上部位。人是 HSV 唯一的自然宿主。HSV 对人的传染性很强,人群中的绝大多数均被它感染过,血清抗体阳性率约为 90%,用分子生物学方法在 75%～94% 的人三叉神经节可发现病毒的潜伏。1 型的常见传播途径是带毒成人亲吻子女或与子女密切接触,青少年或成人间的接吻,偶可因性交而致生殖器感染。2 型则以性接触为主,同样也可因性交而致眼部感染,新生儿可经产道感染。新生儿的 2 型感染除累及眼部,也可波及皮肤、血液、内脏和中枢神经系统,并可致命。两型病毒感染的潜伏期相似,为 2～12 天,通常为 3～9 天。

(二)发病机制

原发感染是指病毒第一次侵犯人体,仅见于对本病无免疫力的儿童,多为 6 个月至 5 岁的小儿。在此之后,病毒终生潜伏在三叉神经节的感觉神经元内,在一些非特异刺激(感冒、发热、疟疾、感情刺激、月经、日晒、应用皮质类固醇、退翳治疗及外伤等)下诱发。

近年的研究发现,当角膜病变静止后,单纯疱疹病毒既可潜伏在三叉神经节的感觉神经元内,也可潜伏在角膜内,角膜是 HSV 的另一潜伏地。HSK 复发的详细机制尚不清楚,复发时,HSV 可能来源于潜伏在神经节细胞内的病毒再活化,通过轴浆运输到达角膜,或潜伏在角膜内的病毒再活化。

HSK 的发生及复发以及疾病在临床的表现类型主要与感染机体的 HSV 株有关,同时与机体的免疫状态也有一定的关系,因而 HSK 的复发常与机体的免疫功能状态发生变化有关。

浅层型的发病是 HSV 直接感染角膜上皮细胞,在细胞内增殖导致细胞变性坏死,脱落形成上皮缺损,形成典型的树枝状角膜炎,如进一步扩大加深,则可形成地图状角膜炎。

深层型的发病并非病毒的持续增殖,而主要是一种宿主对 HSV 抗原的免疫反应,以细胞免疫为主的迟发性超敏反应。HSV 由上皮或内皮进入角膜实质后,炎症细胞、抗原抗体复合物或角膜实质内不断复制的病毒,致胶原板层溶解,产生不同类型的深层炎症,主要有免疫型和基质坏死性角膜炎。

(三)分类

HSK目前仍无统一的分类方法,在不同的专著及文献其分类的方法不同,而且对同一病变的名称也不同。根据角膜的解剖及发病的病理生理分类对疾病的诊断及治疗均有较大的帮助,这种分类方法将HSK分为:①感染上皮性角膜炎,此型包括点状泡状角膜病变、树枝状角膜炎、地图状角膜炎及边缘性角膜炎。②神经营养性角膜炎,此型包括点状上皮糜烂及神经营养性溃疡。③角膜基质炎,此型包括坏死性或免疫性角膜基质炎。④角膜内皮炎,此型包括盘状、弥散或线状角膜内皮炎。根据机体的免疫状态及病毒的毒力,我们将HSK可分为:角膜上皮型、溃疡型、免疫反应型及变应型。

(四)临床表现

1.原发感染

HSK的原发感染主要表现为角膜上皮型,常有全身发热和耳前淋巴结肿痛,眼部主要表现为滤泡性或假膜性结膜炎,眼睑皮肤的水疱或脓疱,点状或树枝状角膜炎,其特点为树枝短、出现晚、存在时间短(1~3天),偶也可导致盘状角膜炎。

2.复发感染

根据炎症的部位可分为浅层型和深层型。浅层型包括点状、树枝状、地图状及边缘性角膜炎;深层型包括角膜基质炎及角膜内皮炎。复发感染的特点是不侵犯全身,无全身症状。

(1)点状、树枝状和地图状角膜炎:在诱因之后的数天内,眼部出现刺激症状,根据病变的部位可影响视力或对视力影响较少。角膜上皮层出现灰白色、近乎透明、稍隆起的针尖样小疱,可表现为点状或排列成行或聚集成簇,是为角膜疱疹。此期为时甚短,一般仅数小时至十数小时,因此常被忽略,有些患者在就诊时已改变。有时误诊为"结膜炎"。如及时发现和处理,痊愈后几乎不留痕迹。排列成行的疱疹,不久即扩大融合,中央上皮脱落,形成条状溃疡,并向长度伸展,伸出分枝,末端有分叉,形成典型的树枝状溃疡。在溃疡的边缘,水肿的角膜上皮细胞有活的病毒存在。炎症继续发展,亦可形成边缘蜿蜒迂曲的地图样或星芒状溃疡。有时溃疡可有多个,排列成岛屿状。但不论形态如何,一般只作面的扩展,位于浅层。荧光素染色下,可清楚看到角膜溃疡上皮缺损处染成深绿色,而周围则被淡绿色渗透边缘所包围,说明这部分的上皮存在水肿、疏松现象,是为本病的特征。角膜感觉减退是疱疹性角膜炎的一个典型体征。感觉减退的分布取决于角膜病损的范围、病程和严重程度。病变部的角膜感觉常减低或消失,但其周围角膜的敏感性却相对增加,故主觉上有显著疼痛、摩擦感和流泪等刺激症状。多数浅层溃疡病例经积极治疗后,可在 1~2 周内愈合,但浅层实质的浸润需历时数周至数月才能吸收,留下极薄的云翳,一般影响视力较小。

树枝状或地图状溃疡愈合后,有时可见不透明的上皮细胞呈线条样或分枝峰状堆积,这种假树枝是在愈合过程中,更多的上皮愈合被先后从不同方向向病损区伸延并最终汇合的结果,此处的角膜上皮轻度隆起,但荧光素染色一般为阴性。随着时间推移,假树枝可变光滑并消失。不要误认为感染而继续应用抗病毒药物,因为药物的毒性可使之加重。事实上,长期抗病毒药物的应用本身就可产生假树枝和角膜炎。

少数未经控制的病例,病变可继续向深部发展,导致角膜实质层发生混浊。混浊主要是角膜实质的水肿和浸润,一般从溃疡底部开始,逐渐向深部蔓延,直至后弹力层。其色灰白,半透明,有时略带灰黄色调。由于水肿和细胞浸润,角膜可明显增厚。后弹力层及内皮层亦出现肿胀粗糙或条状皱纹。常伴有虹膜炎反应,由于角膜混浊、房水混浊和 KP,常不能得到满意的观察,少数病例尚伴有前房积脓,此时瞳孔必须充分散大,防止后粘连。溃疡波及深部的病例,经积极治疗,溃疡愈合需 2~4 周时间,实质水肿及浸润的吸收,可长达数月。角膜长期处于炎症状态,可逐渐变薄,甚至溃疡穿孔。在溃疡阶段,极少数病例尚可继发细菌或真菌感染,应该引起注意。

由 HSV 感染引起的边缘上皮性角膜炎的溃疡灶与树枝状角膜溃疡相似,只是病灶位于角膜边缘,表现为相应处角膜缘充血,角膜基质浸润,并可有新生血管形成。患者的症状较重且对治疗的反应不理想。

(2)神经营养性角膜炎:神经营养性角膜炎可能由感染病毒或免疫反应引起,此种类型患者常伴有角膜的神经功能障碍或泪膜不正常,一般不是病毒感染的活动期,有些患者表现为无菌性溃疡。病灶可局限于角膜上皮表面及基质浅层,也可向基质深层发展,溃疡一般呈圆形、光滑的卷边,长时间变化不大。处理不正确可能会引起角膜穿孔。它的形成是多因素的,包括基膜损伤,基质内活动性炎症,泪液功能紊乱及神经营养的影响。抗病毒药物的毒性作用常是此种溃疡持续存在的原因。无菌性溃疡难以愈合,它的治疗首先是保护角膜上皮,最简单的方法是包扎患眼(或用治疗性软镜),停用所有药物,包括含有毒性防腐剂的各种人工泪液。必要时需要手术治疗。

(3)角膜基质炎:角膜基质炎虽然只占 HSK 初发病例的 2%,但占复发病例的 20%~48%。角膜基质可被多种因素影响,角膜上皮及内皮的病毒感染均会影响到角膜基质,引起角膜基质的水肿,对角膜上皮及内皮引起的角膜基质改变,其治疗主要是针对角膜上皮及内皮。角膜基质炎在临床的表现主要有两种类型,一种是由于病毒的直接感染引起的基质坏死性角膜炎,另一种主要为基质内的免疫反应(有些患者可能合并病毒的作用)引起的免疫性角膜基质炎。

基质坏死性角膜炎常见于那些多次复发的树枝状角膜炎,正在局部应用皮质类固醇治疗的盘状角膜炎,角膜表现为严重的基质炎症,伴有炎性细胞浸润、坏死、新生血管、瘢痕、偶尔变薄和穿孔。同时发生虹睫炎,偶尔有继发性青光眼。它的自然病程是 2~12 个月,病情重,目前尚无有效治疗方案,预后极差。

免疫性角膜基质炎的临床表现多种多样,主要表现为角膜基质的浸润及水肿,一般角膜上皮完整,可伴有免疫环,免疫环是抗原抗体复合物的沉积,对于反复复发病例会出现新生血管,由于一些病例的角膜基质病变表现为圆盘形,所以许多学者将此型称为盘状角膜炎。根据其病理生理机制,盘状角膜炎主要是由于角膜内皮的病变导致的角膜基质水肿,因此我们现将其放在角膜内皮炎中叙述。

(4)角膜内皮炎:角膜内皮炎主要表现为视力下降、畏光、疼痛,检查可见结膜充血、角膜后 KP、角膜基质及上皮水肿及虹膜炎,角膜内皮炎患者一般不伴有角膜基质的浸润,这是与角膜基质炎相鉴别的重要体征,同时此类患者也很少有角膜新生血管形成,只有病程长,反复发作的患者才会出现角膜的新生血管。根据角膜后 KP 的分布及角膜基质、上皮水肿的形态可将角膜内皮炎分为盘状、弥散形及线形三种类型。

盘状角膜炎:盘状角膜炎绝大多数是由 HSV 的直接侵犯和局部的免疫反应所引起,也可见于带状疱疹、水痘、牛痘、流行性腮腺炎或化学损伤性角膜炎。患者大多以往有过复发的病史,初次发作者较少。充血及刺激一般较溃疡型轻,甚至可以毫无症状。患者就诊时常主诉视力模糊,眼部略有发胀感。

盘状角膜炎是位于角膜中央或近中央处的圆形水肿,直径为 5~8 mm,通常以 6~7 mm 者居多。灰白色,略带半透明,中央部位较淡,而边缘处较浓密,犹如"钱币"状。偶尔也可见到免疫环,是由中性粒细胞环绕盘状水肿的边缘形成。裂隙灯下检查,水肿在角膜实质深层为主,角膜增厚可达角膜厚度的 1/4 乃至一倍以上,伴有后弹力层皱纹及内皮粗糙增厚现象。大小不等的 KP 黏附于角膜内皮,少数病例尚有房水混浊或前房积脓。角膜上皮一般正常,荧光素不着色。但有些炎症严重的病例,角膜上皮呈现毛玻璃样水肿,滴荧光素后,在裂隙灯下检查,呈现细点状着色。除盘状混浊外,也可表面为地图形、弥漫性、局限性、环形、马蹄形等。形状虽有不同,但病理改变基本一致。

盘状角膜炎病程较长,通常为2～6个月。在炎症阶段,视力高度减退,但通过合理的使用抗病毒类药物与激素类药物,水肿大部分可以吸收,留下较淡的瘢痕,多数病例仍能保持有效视力。另一种情况是,在盘状角膜混浊的基础上,角膜表面可以出现树枝状或地图状溃疡,与深部炎症同时存在。有时,尚可并发单疱性葡萄膜炎,出现继发性青光眼,长期炎症的存在,又可促使新生血管长入。

弥散形及线形角膜炎的临床表现与盘状角膜炎基本相同,只是角膜后 KP 呈弥散分布或呈线形分布。

总之,HSK 的危害性在于炎症的反复发作和长期不愈。造成角膜细胞的严重破坏,最后为瘢痕组织所替代。大量的新生血管也是影响视力的主要因素。不恰当的使用激素,亦是促使病情恶化的另一原因。至于葡萄膜炎、继发性青光眼,和继发细菌或真菌感染等情况,它们的严重性更是不言而喻的。

(五)诊断

目前 HSK 的诊断多依靠病史和角膜病变的形态做临床诊断,反复发作史是重要的诊断依据。实验室诊断不是必需的临床诊断条件,常用的实验室诊断技术如下。

1.血清学检查

常用中和试验、补体结合试验。对原发感染可作肯定诊断,但不适用于复发感染。

2.免疫组织化学检查

使用 HSV-1 的单克隆抗体诊断药盒,进行包括免疫荧光染色和酶免疫测定,能在少于 4 小时内对上皮刮片作病原学快速诊断,结果极为可靠。

3.病毒分离

病毒分离是本病最可靠的病因诊断,常用方法有泪液拭子或角膜病变组织刮片,进行兔肾细胞(RK)培养,进行病毒分离。

4.电镜技术

寻找病毒颗粒。

5.核酸杂交技术

如 PCR 技术,敏感度较高,但有假阳性结果。

6.其他

尚有免疫功能状态和荧光素通透系数等检查。

（六）治疗

不同的病变阶段，采用不同的治疗方法。在角膜疱疹或浅层炎症早期阶段，应迅速控制炎症。

1.药物

（1）抗病毒药物：目前对 HSK 的治疗主要还是以抗病毒药物为主。

碘苷：又名疱疹净（IDU）。仅抑制 DNA 病毒，对 RNA 病毒无作用。1962 年首先应用于临床，只对浅层病变有效。该药毒性大、渗透性差，易产生耐药性，主要适用于初次发作病例。近年来新的抗病毒药物出现，使此药的应用减小。对多次复发病例，选用效果更好的药物为宜。

氟苷：又名三氟胸腺嘧啶核苷（F3T），抗病毒作用比阿糖胞苷及碘苷强，可用于治疗浅层及深层 HSK，眼内通透性好，全身应用毒性较大，仅局部应用，1％氟苷局部应用可引起角膜上皮病变。

阿糖胞苷：主要抑制 DNA 病毒，对 RNA 病毒作用不大。治疗 HSK 有一定效果，但对正常细胞毒性大，故常用它的衍生物环胞苷（CC），眼水为 0.1％ 及 0.05％，眼膏 0.1％。

阿昔洛韦：又名无环鸟苷（ACV），为比较有效的选择性抗病毒药物，特别是对于疱疹病毒，有明显的抑制作用。1979 年起应用于临床，国内外文献报道，不但疗效好，且不良反应小。常用剂型为 3％眼膏和 0.1％ ACV 眼水。口服 ACV 是近年来研究较多的一种治疗方法，此方法不仅具有治疗 HSK 的作用，同时具有预防 HSK 复发的作用，一些作者在 HSK 患者行角膜移植手术后采用口服 ACV 一年以预防 HSK 的复发。此外对于基质型 HSK，长时间口服 ACV 也能预防其复发。

更昔洛韦：又名丙氧鸟苷（GCV），对 HSV 的抑制作用与 ACV 相当，对于 HSK 具有较好的疗效，且对多种抗 HSV 药物产生耐药性病例也有治疗效果。眼药水的浓度是 0.1％～3％。

三氮唑核苷：又名病毒唑，为广谱抗病毒药，疗效较好，且对正常细胞毒性颇低。眼水为0.1％及0.5％，眼膏 0.5％。

其他抗病毒药物：如阿糖腺苷（Ara-A）等，对治疗 HSK 也有一定效果，但临床尚需要观察。至于吗啉胍（ABOB），多数眼科医师认为疗效不佳。

（2）糖皮质激素：因它有抑制角膜免疫反应和抗炎作用，常用于 HSK 的治疗，但应掌握如下原则。

感染上皮性角膜炎：此型包括点状疱状角膜病变、树枝状角膜炎、地图状角膜炎、边缘性角膜炎及神经营养性角膜炎禁用糖皮质激素,因其能激活病毒和胶原酶活性,促进病毒繁殖,使病变向深层发展。它还能抑制上皮再生,甚至造成溃疡穿孔。

坏死性或免疫性角膜基质炎:对于坏死性角膜基质炎应根据情况选择是否应用糖皮质激素,如伴有免疫反应患者可应用糖皮质激素,但以病毒感染引起者不应使用糖皮质激素,如对此类患者使用糖皮质激素可能会引起病情恶化。对于因免疫反应而导致的免疫性角膜基质炎患者,局部应用糖皮质激素有治疗的意义。角膜内皮炎包括盘状、弥散或线状角膜内皮炎,此种类型 HSK 与免疫功能异常明确相关,可应用糖皮质激素。但应用糖皮质激素时应同时应用抗病毒药物。应用糖皮质激素次数应根据病情的严重程度而确定,在发病的早期,抗病毒药及糖皮质激素局部应用为每天4～5次,当病情控制后,通常 7～10 天,将抗病毒药及糖皮质激素用药的次数改为每天 3 次,用一周后改为 2 次,再一周后改为 1～2 次维持约 3 个月。应用糖皮质激素期间,最好 1～2 天用荧光素着色一次,如有溃疡出现,立即停用,按溃疡处理。当炎症完全消退后,抗病毒药物和糖皮质激素的次数需逐步减少,最后完全停用。

过量的使用抗病毒药,不但无助于预防炎症的复发,而且会产生耐药性,影响复发时用药的疗效,同时抗病毒药物还会对眼表产生毒性;过量的使用糖皮质激素也会导致眼表上皮细胞的毒性,有时会出现浅层 HSK。局部应用的糖皮质激素有:1%地塞米松眼水、眼膏,均可每天 2～4 次。

(3)免疫调节剂:利用它试图调节机体的免疫功能或增强抵抗力,可用于治疗 HSK。常用药物有左旋咪唑、干扰素、转移因子等。

2.手术

对于 HSK 的手术治疗主要分为两种情况,一是药物治疗效果不明显、长时间不愈合或患者出现角膜明显变薄或穿孔,要进行治疗性角膜移植手术或用相应的手术方法促进愈合;二是角膜炎症已完全愈合,遗留角膜斑痕影响视力,应进行光学性角膜移植手术恢复视力。

在第一种情况下,可根据患者的病情及当地的医疗条件选择。①病灶清创术:其原理是通过物理或化学的方法来清除感染细胞和病毒。目前常采用的是机械清创,但注意尽量不要损伤 Bowman 膜,以减少瘢痕形成。化学清创目前已不提倡应用,因为它会损伤角膜基质,增加瘢痕组织,以及延缓上皮愈合和导致内皮变性。清创后,一般对患眼行加压包扎,这有利促进上皮愈合和减轻症状;此外,包扎升高了眼球表面温度,还能抑制病毒繁殖。②结膜瓣遮盖术:主要适用于患者长时间不愈合且溃疡灶位于光学区以外的患者,可很快使病情稳定。③羊膜覆盖手术:适用于病灶位于角膜中央及旁中央的长时间不愈合患者,羊膜覆盖手术能促进此类患者尽快愈合,但对于伴有细菌或真菌感染者不能用此方法。④治疗性角膜移植手术:当角膜已穿孔或将要穿孔时,应选用治疗性角膜移植手术,一般采用穿透性角膜移植,板层角膜移植只适合于周边极小穿孔患者。

对于第二种情况,采用光学性角膜移植手术恢复患者的视力,一般采用穿透性角膜移植,因为板层角膜移植不能完全清除角膜中的病毒。手术的时机一般在 HSK 病情稳定后进行,以炎症消退后 3 个月或以上较为稳妥。

无论是第一种情况还是第二种情况下进行手术,在手术前后均应全身应用抗病毒药物,如口服 ACV,以减小炎症及预防 HSK 复发。

二、带状疱疹性角膜炎

眼部带状疱疹可合并眼睑炎、结膜炎、角膜炎、巩膜炎、葡萄膜炎、视网膜病变(急性视网膜坏死)、视神经炎、眼肌麻痹等。其中 60% 可发生带状疱疹性角膜炎。

(一)病因

(1)本病是由水痘-带状疱疹病毒(VZV)复发感染所致、病毒潜伏于三叉神经节中。当机体细胞免疫功能下降或在其他外界刺激诱导下,病毒即被激活、繁殖而发病。

(2)发病机制是下列某一种因素或共同作用的结果。①病毒对角膜的直接侵犯;②宿主对完整病毒或病毒抗原在角膜内发生炎性反应;③机体对改变了的自身组织发生自体免疫反应;④由于角膜知觉减退,眼睑异常及角膜表面泪液膜改变,发生继发性改变。和 HSV 性角膜病变不同的是,VZV 性角膜炎未能做出满意的动物模型、妨碍了对其进行进一步的深入研究。

(二)临床表现

1.全身表现

带状疱疹之前驱症状包括全身不适、发热、寒战及沿神经皮肤分布区疼痛,皮肤发生线状排列的小水泡;伴发神经痛,丛麻、刺感到极度持续疼痛。皮疹延续数月,神经痛可延续数年。带状疱疹与 HSV 不同,侵犯真皮,水泡治愈后残留永久性瘢痕。

2.角膜表现

眼带状疱疹中,大约有 60% 可引起角膜病变,VZV 对三叉神经第一支极易侵犯,角膜炎的发生多在皮疹出现以后发生,尤其是鼻尖或鼻翼出现带状疱疹,为鼻睫状支神经受侵犯的征兆,随后必发生角膜炎与虹膜炎。其角膜炎的表现多种多样,主要有以下几种类型。

（1）表层粗点状角膜炎:是带状疱疹性角膜炎的最早期表现,皮疹出现后数天内发生。角膜表面呈现粗大的、略高出角膜表面的混浊点,多发生于角膜周边部,表面常附有黏性分泌物,对荧光素呈现不规则着色,虎红染色更为明显,脱落后不形成溃疡。这些不规则的混浊点是混浊的上皮细胞聚集而成,可能是病毒侵犯的结果,也可能是病毒在上皮细胞内繁殖的结果。有的病例可在其细胞核内查到病毒包涵体。

（2）上皮下浸润及钱币状角膜炎:表层点状角膜炎可在几天之内自行消退,有的很快互相结合形成上皮下浸润,并进一步形成钱状角膜炎。后者被认为是带状疱疹性角膜炎的典型病变。

（3）假树枝状角膜炎:伴随于眼带状疱疹出现的树枝状角膜炎,因其形态和HSV性树枝状角膜炎极为相似,其主要区别是:角膜病变轻微,略高起于角膜表面,轻、中度荧光素染色,而不像 HSK 呈沟状凹陷,染色明显;其树枝状病变的末端不像 HSK 那样有球形膨大。故称为假树枝状角膜炎而加以区别。

（4）黏斑性角膜炎:是一种慢性角膜炎的特殊类型,大约 5% 的带状疱疹患者会出现此种角膜病变。发病时间差异很大,从出疹后 7 天至 3 年均可出现,但多数在 2～7 个月之间出现。其典型改变的角膜表面由微隆起的黏液物质构成的斑点状病灶,有时可出现线状或树枝状病变,边缘清楚,通常是多发性的,可出现于角膜表面的任何部位,其大小和形状每天都可改变。乙酰半胱氨酸可将其溶解。荧光素呈中等着色,虎红染色鲜艳。发病机制不很清楚,可能与泪液膜异常、角膜感觉神经麻痹及眼睑闭合不全等因素有关。

（5）神经麻痹性角膜炎:在剧烈的三叉神经痛的同时,角膜感觉全部消失,病愈后可延续数月至一年之久,甚至长期不恢复。长期感觉障碍大约有 9% 的患者可引起神经营养性角膜炎的发生。严重者可导致角膜溃疡、继发细菌感染,出现角膜脓疡或前房积脓。

（6）盘状角膜基质炎:数月后上皮下浸润可向基质深部发展,形成富于新生血管的角膜基质炎或盘状角膜基质炎。裂隙灯显微镜检查角膜后弹力膜皱褶,光切面浸润水肿增厚,混浊区角膜后壁常留有类脂质沉积物,经久不吸收,可能是角膜基质细胞的异常代谢产物,此点可与 HSK 及牛痘病毒所引起的盘状角膜基质炎相鉴别。有时还可出现角膜葡萄膜炎或角膜内皮炎（用镜面反射法检查,可以发现角膜内皮有滴状的改变）。

（三）诊断

1.临床诊断

出现皮肤、眼部和角膜的特有体征时，一般不难诊断。体征不典型、皮疹较少的病例，常误诊为 HSK。作者认为当出现角膜炎或其他眼部体征，同时具备下列各特征时，应怀疑 VZV 所致。

（1）既往有单侧颜面部皮疹病史。

（2）该区皮肤残留瘢痕或茶褐色沉淀物。

（3）虹膜萎缩。

（4）前房角色素沉着（较其他葡萄膜炎色素浓厚）。

2.实验室诊断

（1）急性期取结膜及角膜上皮刮片查巨噬细胞及核内嗜酸性包涵体，但不能和 HSV 相区别。

（2）必要时从结膜囊内和取水泡内液体作病毒分离。兔角膜接种不致病，此点可与 HSV 相鉴别。

（3）血清中和抗体的测定：病后 4 天可测出，2 周达高峰，一年后降至不能检测的水平。

（4）荧光抗体染色技术：取病变角膜上皮刮片，直接用荧光抗体染色检查，可证明被感染的细胞内有病毒感染。由于标记荧光抗体有特异性，故可与 HSV 相区别。

（四）治疗

1.表层点状角膜炎和树枝状角膜炎

抗病毒药物 ACV 0.1％眼水和 3％眼膏、GCV 0.1％～3％眼水频繁滴眼，但疗效尚不能肯定。对伴有较重结膜炎的患者，可并用糖皮质激素滴眼。此外，还应滴抗菌药眼膏，以防混合感染。

2.盘状角膜基质炎

主要应用糖皮质激素（0.1％地塞米松、0.1％氟米龙）滴眼或结膜下注射。滴眼以能控制症状的最低浓度、最少滴眼次数为原则。

3.角膜葡萄膜炎或虹膜睫状体炎

除阿托品散瞳及糖皮质激素外，还应口服吲哚美辛（消炎痛）等非甾体激素消炎剂，长期局部和全身应用糖皮质激素，可抑制免疫反应，促使病情恶化或病毒扩散，故必须慎用。

4.神经麻痹性角膜溃疡

停止使用抗病毒药物和糖皮质激素眼液,各种抗菌药眼液中因含有防腐剂也应禁止使用。局部滴用不含防腐剂的人工泪液或上皮生长因子(EGF、bFGF)等,纱布绷带包扎、配戴软性角膜接触镜或暂时睑缘缝合均有一定效果。

5.黏斑性角膜炎

局部应用糖皮质激素药物可控制其进一步引起虹膜炎及角膜基质炎,同时应用胶原酶抑制剂滴眼(10％乙酰半胱氨酸)可融解黏斑,必要时局部滴用人工泪液或行睑缘临时缝合术。

第三节　真菌性角膜炎

真菌性角膜炎是严重的致盲眼病,由于发病率高又多与植物外伤有关,所以在我国这个农业大国里,农民患病率占首位。统计资料表明,真菌性角膜炎行穿透性角膜移植治疗者中,农民占 85.2％。由于临床上缺乏有效的抗真菌药物,因此,患者的病程长,角膜感染严重,有的甚至合并穿孔。近年来,角膜真菌感染有增加趋势,1997 年前在北方进行的穿透性角膜移植术中,HSK 占首位,为40.5％,真菌性角膜炎占 33.2％;而 1999 年,真菌性角膜炎行穿透性角膜移植术占 45％,而 HSK 占 15％。

一、致病菌

真菌性角膜炎的主要致病真菌,国外报告主要是白色念珠菌、曲霉和其他丝状菌,而国内对真菌性角膜炎培养和菌种鉴定结果,主要是镰刀菌占 70％,曲霉占 10％,白色念珠菌占 5％,其他占 15％。真菌感染角膜有 3 种途径。①外源性:常有植物、泥土外伤史;②眼附属器的感染蔓延;③内源性:身体其他部位深部真菌感染,血行扩散。大多数学者认为真菌是一种条件致病菌,因为正常结膜囊内培养出真菌,检查阳性率高达 27％,但不发病,只有长期使用抗生素,致结膜囊内菌群失调或长期应用糖皮质激素,使局部免疫力低下,角膜的外伤等情况下,才引起真菌性角膜炎。

根据真菌性角膜炎的临床表现结合相应的病理学改变,目前可以把真菌性角膜炎大体上分为两种形式:①水平生长型,真菌为表层地毯式生长,对抗真菌药物效果好,刮片阳性率高,是板层角膜移植的适应证。②垂直和斜行生长型,为临床较严重的真菌感染,有特异的真菌感染伪足、卫星灶等,抗真菌药物往往无效,板层移植为禁忌,PKP 时要尽可能切除病灶外 0.5 mm 范围以上,才能有把握控制炎症。

二、发病机制

目前对真菌在角膜内感染的发病机制缺乏系统深入的研究,零星的研究表明真菌本身的毒力即侵袭力和机体防御异常是真菌感染发生的两大因素。目前认为真菌的黏附,特别与宿主上皮的黏附是真菌感染角膜的第一步,最近的研究结果表明,不同感染中真菌对角膜上皮有不同的黏附力。一些研究还发现真菌在感染宿主的过程中,通过分泌一些特异性酶降解破坏宿主细胞膜,达到侵袭和扩散的目的。病原性真菌分泌的酶类目前研究较多的有磷酸酯酶和降解肽类的金属蛋白酶。对几种常见致病真菌的蛋白酶进行研究,发现不同真菌在感染的不同时期分泌蛋白酶的量是不一样的。

三、临床表现

相对细菌感染性角膜炎,真菌性角膜炎发病和进展缓慢。早期描述其临床性时,多表现为角膜上相对静止的病灶,但目前临床上滥用抗生素、抗病毒及糖皮质激素类药物后,典型病程的真菌性角膜炎已少见,而临床常见到的真菌性角膜炎的浸润、溃疡发展已较快,有的 1 周内可感染到全角膜,所以不能以病程作为一个主要临床指标来判断是否为真菌感染。

真菌性角膜炎典型的角膜病变如下。①菌丝苔被:表现为角膜感染病灶呈灰白色轻度隆起,外观干燥,无光泽,有的为羊脂状,与下方炎症组织粘连紧密。②伪足:在感染角膜病灶周围有伪足,像树枝状浸润。③卫星灶:为角膜大感染灶周围,出现与病灶之间没有联系的小的圆形感染灶。④免疫环,常表现为感染灶周围的环形浸润,此环与感染灶之间有一模糊的透明带。⑤内皮斑,约有50%患者可见到角膜内皮面有圆形块状斑,常见于病灶下方或周围。⑥前房积脓,是判断角膜感染深度的一个重要指标,有前房积脓时说明感染已达角膜基质层,有的甚至是部分菌丝已穿透后弹力层。前房的脓液在角膜穿孔前,只有15%～30%脓中有菌丝,大部分为反应性积脓,当出现角膜穿孔,前房脓液中高达90%有真菌菌丝存在。

根据对不同感染真菌性动物模型的研究,不同感染真菌在角膜的感染方式不同,也存在不同的临床表现,如白色念珠菌性角膜炎早期显示浅层角膜病变,轻度隆起,病情发展缓慢,病变区灰白色,可见伪足和卫星灶,病变周围有明显的细胞浸润。茄病镰刀菌性角膜炎显示毛玻璃样增厚,呈现表面隆起的干燥的灰白色病灶,病灶周围浸润不明显。曲霉性角膜炎,角膜病灶显示徽章样改变,周边病变浓密而中央稍淡,病情发展迅速,3 天时即出现前房积脓。

四、诊断

(一)病史

角膜常伴有植物、泥土等外伤史,眼及全身长期应用糖皮质激素及广谱抗生素史。

(二)典型的临床表现

主要是眼部的典型体征。

(三)实验室检查

1.刮片染色法

(1)10%～20%氢氧化钾湿片法。

(2)Gram 染色:①刮片方法同上;②染液和染色方法同细菌学检查。

2.组织病理检查

(1)角膜活检组织或行角膜移植取下的组织片。

(2)过碘酸雪夫(PAS)染色,光学显微镜下见丝状菌,类酵母染为红色。

3.真菌培养和鉴定

(1)常用培养基:沙氏培养基、土豆葡萄糖培养基、巧克力琼脂平板培养基。

(2)培养温度:22～28 ℃,湿度 40%～50%。

(3)pH:4.0～6.0。

(4)时间:20 天～1 个月。

结果分析:依据真菌生长速度,菌落外观菌丝、孢子或菌细胞形态特征等进行鉴别。

4.共聚焦显微镜检查

共聚焦显微镜是一种新型、无创伤性检查设备,它可以在活体上对角膜行三维水平扫描,并提供高清晰和放大倍率的角膜各层面图像。从细胞水平上对活体角膜的病理生理进行直接观察。对真菌性角膜炎的诊断研究结果显示,可达到 96% 的阳性率,并能对真菌性角膜炎抗真菌药物治疗的效果进行监控,对真菌性角膜炎的诊断和研究的很有帮助。

五、治疗

(一)药物治疗

1.两性霉素 B

两性霉素 B 是从链丝菌培养液中分离得到的多烯类抗真菌药物,体外实验证实多烯类是目前抗真菌(丝状菌、酵母)活性最高的药物。多烯类药物与真菌细胞膜中的麦角固醇结合,使细胞膜通透性和电解质平衡改变,导致真菌停止生长。由于哺乳动物细胞(如红细胞、肾小管上皮细胞等)的细胞膜含固醇,故全身应用时可导致溶血和肾脏等器官的毒性反应。

两性霉素 B 在临床上应用已久,静脉注射后血中的两性霉素 90% 以上与血浆蛋白结合,因此不能透过血-房水屏障,且全身应用毒副作用大,眼用制剂在角膜内穿透性差,对深部角膜感染合并前房积脓者效果不佳。常用两性霉素 B 滴眼,感染严重时,每小时 1 次,晚上用两性霉素 B 眼膏。

2.新型三唑类

三唑类药物通过与细胞内的细胞色素 P_{450} 结合,抑制真菌细胞膜上麦角固醇的生物合成,从而损害真菌细胞膜的结构和功能,同时使细胞内过氧化物大量堆积,造成真菌死亡。

氟康唑是一种临床上广泛应用的广谱、高效、安全的三唑类药物,动物和临床实验证实口服氟康唑对眼部念珠菌、隐球菌、曲霉及球孢子菌感染有效。常用氟康唑眼水,眼部应用刺激小,连续滴眼 2 月,未见明显毒副作用。

伊曲康唑为粉蓝色胶囊,内含 100 mg 伊曲康唑。真菌性角膜炎的应用为 200 mg,每天一次,总疗程不超过 3 周。最常见不良反应有肝功能损害及胃肠道反应。

3.那他霉素

那他霉素是从链丝菌培养液中分离的四烯类抗真菌药物,为广谱抗真菌抗生素,对曲霉、念珠菌、镰刀菌等均有效,抗真菌的原理与两性霉素 B 相同。由于那他霉素难溶于水。临床常用混悬液,但此液对角膜结膜通透性极差,因此,滴眼液仅用于治疗浅表的角膜感染灶。目前临床上常用的为 5% 混悬液或 10% 眼膏。

4.免疫抑制剂

研究发现许多真菌的天然代谢产物具有对其他真菌的毒性作用,从而抑制共生真菌的竞争生长。环孢素 A(CsA)、FK506 和西罗莫司(雷帕霉素),可作为免疫抑制剂抑制 T 细胞激活的信号传导途径,还能作为毒素抑制与其竞争的真菌的生长。

5.其他

氯己定(洗必泰)葡萄糖酸盐已广泛应用于临床近 40 年,对许多革兰氏阳性、阴性细菌、阿米巴原虫、沙眼衣原体具有抑制作用。1996 年 Martin 通过体外、体内实验证实 0.2%氯己定溶液具有良好的抗真菌作用。随后临床随机对照观察显示0.2%氯己定溶液治疗轻中度真菌性角膜炎效果优于 0.25%和 0.5%那特真眼水,尤其对镰刀菌感染有效,对曲霉感染效果较差,眼局部耐受性良好,未见组织毒副作用,而且价格低廉易得。尤其对于病原菌尚不明确或可疑混合感染的患者,可将氯己定溶液作为一线药物选择。

6.联合用药

细菌感染时药物的选择及联合用药方案已研究得较为深入。对抗真菌药物联合应用的研究多限于体外实验和动物实验,人体试验观察极少。目前较为确定的是氟尿嘧啶与两性霉素 B 或氟康唑联合应用有协同作用,能减少药物用量,降低毒副作用,并延缓氟尿嘧啶耐药性的产生。分析为后两者破坏真菌细胞膜,从而利于前者穿透,进入真菌细胞发挥作用。利福平和两性霉素 B 合用亦有协同作用。伊曲康唑与两性霉素 B 或氟尿嘧啶合用治疗念珠菌、曲霉和隐球菌感染有协同作用,伊曲康唑与氟康唑合用与单用伊曲康唑效果相同。

(二)手术治疗

1.板层角膜移植术

所有真菌性角膜炎,除非合并穿孔或有穿孔趋势者,都应先联合多种抗真菌药物进行治疗,并可辅以 1~2 次局部清创处理,然后根据治疗的转归、病灶的大小、部位、深度及视力等因素决定是否需行角膜移植手术及选择手术的方式。选择部分板层角膜移植手术的适应证如下。

(1)药物治疗一周以上无效,同时不合并前房积脓的中浅层溃疡。

(2)对药物治疗有效,其中选择经治疗后前房积脓消失,病灶位于角膜基质的中浅层,视力严重下降至 0.1 以下者,尤其适宜于溃疡直径较大或偏心的中浅层角膜溃疡。

2.穿透性角膜移植

真菌性角膜炎的穿透性角膜移植手术时机尚没有一个统一而明确的标准,术者多是根据当时的病情和结合自己的经验做出的。行穿透性角膜移植术基本掌握以下原则:①局部和全身联合应用抗真菌药物治疗 48~72 小时无明显疗效。②角膜溃疡直径＞6 mm,病变深度到达深基质层,视力低于 0.1,局部药物治疗疗效不明显或前房积脓不断增加者,或溃疡面有扩大趋势者。③角膜溃疡到达后弹力层或穿孔者。

第四节 角膜基质炎

角膜基质炎是指在角膜基质层的非溃疡性和非化脓性炎症,主要表现为角膜基质炎性细胞渗出、浸润,并常有深层血管化形成,角膜上皮和浅基质层一般不受影响。虽然本病远不如角膜溃疡性炎症多见,但也是损害视力的常见原因。

一、病因与发病机制

角膜基质炎可能与细菌、病毒、寄生虫感染有关。梅毒螺旋体、麻风分枝杆菌、结核分枝杆菌和单纯疱疹病毒感染是常见的病因,虽然致病微生物可以直接侵犯角膜基质,但大多数角膜病变是由于感染所致的免疫反应性炎症。

二、临床表现

(一)一般临床征象

眼部有疼痛、流泪及畏光,伴有水样分泌物和眼睑痉挛。视力轻度到重度下降,睫状充血。

(二)角膜的病变取决于疾病所处的阶段及持续时间。

一般说来,上皮完整,但上皮常常处于水肿状态。早期,可有弥漫性的或扇形的、周边程度较低的基质浸润,内皮层伴有或不伴有 KP。随着基质层炎症反应的加重,基质层和上皮层变得水肿加剧,常呈毛玻璃样外观。前房反应也可加重,患者的症状也加剧。新生血管常侵入基质层内。

根据严重程度,整个病变可能局限于角膜周边部,也可能向中央发展波及整个角膜。如果在几周甚至数月之后不进行治疗,基质炎的炎症和血管化将达到高峰,然后消退,逐渐地血管闭塞,角膜永久性瘢痕形成。

(三)特异性征象

1.梅毒性角膜基质炎

可分为 3 期:①浸润期;②血管新生期;③退行期。活动性梅毒性基质炎第一个显著的征象是轻微的基质层水肿,少量的内皮层 KP。严重的疼痛,清亮透明的分泌物以及畏光等,预示着炎症浸润的开始。

典型的间质性基质层炎症常常从周边开始,在上方呈扇形分布。稀疏的、灰白色的基质层浸润扩大并融合。在此期,上皮层水肿及小水泡形成。这个过程可能局限在角膜的某一部分或整个角膜变混浊,呈典型的毛玻璃样外观。在新生血管期,浸润变得更加浓密,血管从周边部侵入深基质层。血管内生和炎症可能局限在周边部呈扇形,或在几周甚至几个月后向中央发展侵犯整个角膜,使呈红色色调,称为 Hutchinson 橙红斑。一旦整个角膜血管化,病程可能已达到顶峰,预示进入吸收期。1~2 年后,如果不治疗,炎症开始消退,周边部开始变透明。角膜内血管闭塞、角膜瘢痕持续存在。内皮细胞层和后弹力层可能有持续性的皱折、疣状赘生物、角膜后玻璃状的嵴状物以及可延续进入前房的纤维束。通常这种现象只在病变静止期能看到。

先天性梅毒性角膜基质炎通常累及双侧角膜,75% 以上患者在 1 年之内第 2 只眼开始发病。大约 9% 的患者有炎症复发。后天性角膜基质炎通常发病较轻,病灶较局限。

此外,先天梅毒性角膜基质炎,常同时伴有先天性梅毒其他典型的特征,即 Hutchinson 齿及重听(或耳聋)连同角膜基质炎,称为 Hutchinson 三联征。

2.细菌感染

结核分枝杆菌很少并发角膜基质炎,然而,应该排除这种细菌感染的可能性。这种基质角膜炎趋向于周边部,并且常呈扇形分布及伴有扇形角巩膜炎。不像梅毒性角膜炎,这种角膜炎的炎症影响前中基质层,浓密的浸润占主导地位,有时呈现结节状、脓肿样浸润。血管化通常限于前基质层;然而,通常血管管径较大,且呈弯曲状。病程迁延,残余的角膜瘢痕较厚,原因是严重的炎症反应导致了比较重的角膜细胞坏死。

3.麻风以多种方式累及角膜

因脑神经功能失调或眼睑结构的变化导致了角膜暴露。表层无血管性的角膜炎是麻风具有特征性的损害,通常从颞上象限开始。开始小而分散的上皮下混浊或前基质层混浊,以后融合变成弥散性的前基质层混浊。最后,血管侵入,向角膜混浊区延伸,形成特征性的麻风血管翳。

三、诊断

角膜基质炎的病因诊断主要取决于病史、眼部及全身检查。

(1)急性梅毒性角膜基质炎是先天性梅毒的晚期表现之一。大多数发生于

5～20岁,但也可以早自出生时,晚至50岁。梅毒血清学检查阳性。眼部征象包括"胡椒盐"状的脉络膜视网膜炎或视神经萎缩,或其他先天性梅毒晚期症状的出现,均提示本病的存在。一些其他的晚期梅毒表现,包括Hutchinson齿和骨骼的畸形、第Ⅷ对脑神经受累导致耳聋、精神发育迟缓及行为异常等。性病史、中枢神经系统症状加上梅毒血清学检查阳性,即可确诊后天性梅毒。

梅毒血清学检查常用的有补体结合试验(如Wasserman试验)和沉淀试验(如Kahn试验)等。这些试验对于各期梅毒的诊断,治疗效果的判断以及发现隐性梅毒均有重要意义。

(2)结核性角膜基质炎的病因诊断取决于眼部所见、梅毒血清学检查结果阴性、结核菌素试验阳性以及全身性结核感染的病史。

(3)麻风性角膜基质炎的病因学诊断,眼科医师难以做出初诊,要依据皮肤科医师的协助。面部有典型的"狮样面容",眼睑皮肤增厚,秃睫,面神经麻痹是常见的晚期征象,可形成兔眼和睑外翻。角膜神经可发生节段性的增粗,形成"串珠"状。虹膜表面可以出现小砂石状的乳白色结节,在睑裂处角巩膜缘的巩膜侧有黄色胶样结节以及角膜颞侧浅层血管翳等可确定诊断。

四、治疗

(1)梅毒性角膜基质炎是全身梅毒病症的局部表现,应从全身进行驱梅治疗。WHO已提出了全身驱梅治疗的原则。

局部使用0.1%地塞米松眼药水滴眼,2小时1次,炎症消退后减量,但应继续维持滴眼数周后逐渐减量停药,以防复发,还可用1%环孢素A眼水,每天4次。为预防葡萄膜炎及其并发症的发生,应使用1%阿托品溶液滴眼散瞳。通过早期适当的治疗,85%以上的患者视力恢复或提高。对于角膜炎症消退后遗留的瘢痕,视力低于0.1者,可考虑行穿透性角膜移植术,这种手术的成功率较高,90%以上的患者术后有明显的视力改善。

(2)结核性角膜基质炎,首先应用全身抗结核治疗。同时,眼部治疗基本同梅毒性角膜基质炎。

(3)麻风性角膜基质炎,WHO已制定了治疗麻风的标准。因为这种病原菌生长极其缓慢,患者可能需要长时间甚至终身治疗。角膜病变的治疗基本同梅毒性角膜基质炎,但穿透性角膜移植术并非总是治疗该病的适应证,特别是对于严重的眼睑畸形,面神经麻痹或干眼症的患者应慎重考虑。

第五节　角膜扩张性病变

一、球形角膜

球形角膜是一种出生时即存在以角膜变薄并呈球形隆起的先天性角膜病变,临床上罕见,多为常染色体隐性遗传。

(一)病因

目前病因不明。一般认为是与扁平角膜发病原因相反的一种发育异常,也有人认为该病是大角膜的一种异型或水眼病变过程中止所致。还有人认为,此病与圆锥角膜的发病有着密切的关系,临床上有双眼球形角膜的父亲其儿子患双眼圆锥角膜的报道。

(二)临床表现

角膜均匀变薄并呈球状隆起,尤其在周边部,约为正常角膜厚度的 1/3,有时合并巩膜组织变薄而形成蓝色巩膜。但角膜透明,直径一般正常。如有后弹力层破裂,可发生角膜水肿、混浊。病变为静止性,一般不发展,无明显自觉症状,可有屈光不正存在。

(三)诊断

(1)角膜均匀变薄呈球状隆起,但透明,直径正常。

(2)后弹力层破裂时,角膜急性水肿、混浊。

(3)如合并巩膜组织变薄可形成蓝色巩膜。

(四)鉴别诊断

1.圆锥角膜

角膜中央部进行性变薄并向前呈圆锥状突出;进行性视力减退和严重的不规则散光。裂隙灯检查可见圆锥底部角膜浅层有 Fleischer 环,如角膜后弹力层破裂,角膜水肿、混浊。

2.先天性前葡萄肿

出生后即可见角膜混浊,并向前膨隆,葡萄膜黏附于角膜背面,嵌顿的虹膜隐约出现于菲薄的角膜之后,使角膜发蓝色。

(五)治疗

目前尚无治疗方法,但应嘱患者注意保护眼球,防止外伤,以免引起眼球破裂。

二、后部圆锥角膜

后部圆锥角膜为罕见的角膜后表面异常，单眼发病，迄今报道的所有病例均为女性，无遗传倾向。

(一)病因

病因不明，可能是胚胎期由于某种原因使中胚叶发育不良所致。

(二)临床表现

患者出生时即存在角膜后表面弧度增加，甚至呈锥状，但前表面弧度则保持正常，使角膜中央区相对变薄。角膜基质层可能透明，也可能混浊。如不伴有角膜基质层混浊者，尚能保持较好视力。根据角膜受累的范围可分为局限型和完全型。病变常为静止性，用裂隙灯光学切面检查可明确诊断。患者常有不规则散光，用检影法检查呈现剪动影。

(三)诊断

主要根据患者角膜后表面弧度增加而前表面弧度正常，角膜中央区相对变薄。患者有不规则散光，检影法验光检查呈现剪动影而诊断。

(四)鉴别诊断

本病主要应与圆锥角膜鉴别。后者表现为青少年时期起病，角膜中央部进行性变薄并向前呈圆锥状突出，角膜前后表面弧度均增加。伴有进行性视力减退和严重的不规则散光。裂隙灯检查可见圆锥底部角膜浅层有 Fleischer 环，严重者角膜后弹力层破裂，角膜水肿、混浊。

(五)治疗

目前尚无治疗方法。

三、Terrien 角膜边缘变性

Terrien 角膜边缘变性是一种发生于角膜边缘部的非炎性缓慢进展的角膜变薄性疾病。

(一)病因

本病被认为可能与神经营养障碍或角膜缘部毛细血管的营养障碍有关。近来被认为是一种自身免疫性疾病。

(二)病理

本病被主要是基质层纤维变性，同时有胶原纤维脂质浸润，上皮细胞增生，基膜和前弹力膜破坏，甚至消失。

角膜基质层变薄，纤维板层结构数目明显减少，新生的肉芽组织及新生的血管伸入。后弹力膜撕裂、缺损或增厚,内皮细胞数天减少,细胞变性。

病变区各层组织均有明显的类脂沉着,常可见到淋巴细胞与浆细胞浸润。

(三)临床表现

10～30 岁发病,多为双眼发病,但病程进展不一致,从发现病变致角膜变薄有时可达 10～20 年。男性多于女性。

病变多发生于上半周角膜缘部,也可发生于其他部位或波及全周。早期可无自觉症状,随着病变的发展,可出现轻度刺激征和异物感,但不影响视力。病变晚期,由于病变区角膜膨隆,产生明显的散光而导致不同程度的视力下降。

根据病变的发展,可分为四期。

1. 浸润期

角膜周边部出现宽 2～3 mm 的混浊带,伴有新生血管生长,病变区球结膜轻度充血。

2. 变性期

病变区角膜变薄,形成一沟状凹陷。

3. 膨隆期

病变区角膜继续变薄,出现单个或多个菲薄囊泡样膨隆区,多位于 10 点、1 点及 5 点处。

4. 圆锥角膜期

病变区角膜张力下降,在眼压的作用下病灶向前膨出。并波及中央出现圆锥角膜样改变。严重者组织变薄如纸,当压力过猛或咳嗽时,病变区破裂,导致角膜穿孔,虹膜膨出,继而发生粘连性角膜瘢痕。

裂隙灯下,病变区角膜明显变薄,有新生血管伸入,正常角、结膜结构消失,而上皮层增厚,其他各层模糊不清。

(四)诊断

(1)典型者需具备角膜周边有灰白色浸润、新生血管、脂质沉着、角膜变薄、角膜沟、角膜膨隆及散光。

(2)非典型者假性翼状胬肉、复发性边缘性角膜炎及中央角膜混浊变薄。

(五)治疗

目前尚缺乏有效药物治疗。早期散光可以用光学眼镜矫正。反复发作的炎性改变,可用类固醇皮质激素治疗,亦可试用三氯醋酸烧灼或其他方法烧灼,以减轻散光。

病变晚期,可行结膜瓣遮盖术或板层角膜移植术,手术范围必须大于角膜病变,否则术后仍有复发和继续发展的可能。

四、角膜边缘透明变性

角膜边缘透明变性是一种发生于角膜下方周边部的少见的非炎症性疾病。由于角膜变薄隆起,可引起高度不规则散光,同时可使后弹力膜破裂导致角膜水肿。

(一)病因

病因不明。因其组织学和超微结构的改变与圆锥角膜相似,故有人认为该病变是局限于周边部的圆锥角膜。

(二)临床表现

本病多发生于 20～40 岁年龄的中青年,男女发病率相近,病程进展缓慢,病变可持续数十年。通常有与高度不规则散光有关的视力下降。多在出现畏光、流泪而就诊。

本病多发生在双眼角膜下方,可见宽约 1.2 mm 呈新月形的基质变薄区,与角膜缘之间有1～2 mm 的正常区域。紧靠变薄区之角膜上皮可出现微小囊样水肿和基质层水肿,可累及视轴区。水肿区后弹力膜可呈灶性、旋涡性或斜行破裂或脱离。

Rodrigues 发现角膜上皮层有不规则增厚,前弹力膜有瘢痕形成,基质层变薄且内皮缺损。部分患者可发生急性角膜水肿。

角膜边缘透明样变性发生角膜水肿的机制,是因为内皮屏障功能丧失而导致后弹力膜破裂或脱离的结果,这可能是由于角膜扩张变形所致。

(三)治疗

因本病可引起高度不规则性散光,可戴用角膜接触镜矫正视力。部分病例需行板层或大口径的穿透性角膜移植术。

第六章

巩 膜 疾 病

第一节 巩 膜 炎

巩膜炎或称深层巩膜炎,为内源性抗原抗体免疫复合物所引起,且多伴有全身胶原病,故属于胶原病范畴,与自身免疫有关。较巩膜外层炎少见,但发病急,且常伴发角膜及葡萄膜炎,其病情及预后远较巩膜外层炎更为严重。常见于20~60岁,女性多见。巩膜炎多好发于血管穿过前部巩膜处,而于赤道后部的巩膜炎,因不能直接见到且血管少,发病亦少,容易被忽略。巩膜炎依部位可分为前巩膜炎及后巩膜炎。

一、前巩膜炎

前巩膜炎是巩膜炎中常见的。多发于青年或成年人,女性多于男性,双眼可先后或同时发病。每次发作可持续数周,反复发作。

可分为以下3种类型。

(一)结节性前巩膜炎

此型占巩膜炎的44%,患者表现为剧烈的眼痛,向眼眶周围放射,可伴有眼球压痛。局部巩膜充血,炎症浸润,肿胀,形成结节,结节可为单发或多发,呈深红色,质硬,有压痛,不能推动。浸润性结节可以围绕角膜而蔓延相接,形成环形巩膜炎。此时全眼球呈暗紫色,间有灰白色结节,吸收后留下绀色薄瘢。病程较短者数周或数月,长者可达数年。浸润渐被吸收而不破溃,巩膜变薄呈暗紫色或瓷白色,在眼内压作用下形成部分巩膜膨隆或葡萄肿,如出现畏光、流泪症状,应考虑有合并角膜炎及葡萄膜炎，其结果常严重损害视力。

(二)弥漫性前巩膜炎

本病是巩膜炎中较良性的，很少合并严重的全身性疾病。表现为巩膜突发弥漫性充血及巩膜组织肿胀，严重者可出现结膜高度水肿，易扩散。病变范围可限于一个象限或占据全眼球前部，且多伴发巩膜表层炎。

(三)坏死性前巩膜炎

本病亦称炎症性坏死性巩膜炎。此型临床上虽比较少见，但破坏力较大，常引起视力损害，也是全身严重胶原病的先兆。病程迁延缓慢，约半数患者有并发症及视力下降，眼球压痛约占半数。病变早期表现为局限性炎症浸润，病灶边缘较中心反应重，表现为急剧充血，血管迂曲及阻塞。病灶及其周围出现无血管区，病变的发展可限于小范围内，亦可发展成大面积坏死。病变愈后该处巩膜仍继续变薄，可透见葡萄膜色素呈蓝紫色，除非眼压持续高达 4.0 kPa(30 mmHg)，一般不形成葡萄肿。

(四)穿孔性巩膜软化

此型是一种炎症征象不明显的坏死性巩膜炎，亦称非炎症性坏死性巩膜炎，是一种较为少见的特殊类型巩膜炎，病情隐蔽，几乎毫无症状，约半数患者与类风湿关节炎或强直性多关节炎有关，眼病可先于关节炎病。50 岁以上女性多见。病变一眼为双侧性，但其表现程度不一。病程发展缓慢，但也有表现急剧，于数周内导致失明者。本病很少伴有炎症或疼痛反应，病变的特点为发生在角膜缘与赤道部的巩膜上，有黄或灰色斑，角膜一般不受影响。主要表现为进行性巩膜变薄、软化及坏死，坏死组织一经脱落巩膜可完全消失，在残留的巩膜组织中的血管明显减少，从外表上看呈白色搪瓷样。由于坏死而造成的巩膜缺损，可被一层可能来源于结膜的很薄结缔组织所覆盖，除非眼压增高，一般不见葡萄膜肿。无一例有眼压痛。缺损区没有组织再修补，最终导致穿孔，葡萄膜脱出。

二、后巩膜炎

后巩膜炎系指发生于赤道后部及视神经周围巩膜的炎症。其严重程度足以导致眼球后部组织的破坏，一般眼前部无明显改变，且临床表现多样性和隐蔽性，故诊断较困难。本病也是女性多于男性，并常见于中年人。

(一)临床表现

1.症状

(1)后巩膜炎最常见的症状有程度不同的疼痛、视力减退、眼红，但也有一些人没有明显症状,或仅有这些症状中的一种。严重者有眼睑水肿、球结膜水肿,眼球突出。眼外肌受累可致眼球运动障碍及复视。后巩膜炎者都有前部巩膜受累,表现有穹隆部浅层巩膜血管扩张、斑片状前巩膜炎、结节性前巩膜炎。也可没有眼部充血。但有疼痛和眼充血的病史。

(2)视力减退也是常见的症状之一,其原因是伴有视神经视网膜病变。另外,后巩膜弥漫性增厚导致眼轴缩短,近视减轻或远视增加,出现视疲劳,更换镜片可使症状缓解。

(3)眼球突出、上睑下垂和眼睑水肿,可见于重症巩膜周围炎,这种炎症常扩散到眼外肌或眼眶。因眼外肌炎症可有眼球转动痛或复视,这些症状合并在一起就被称为巩膜周围炎、巩膜球筋膜炎和急性前部炎性假瘤,还可继发青光眼。

还有一种较表浅的病变为眼球筋膜炎,而巩膜则无明显炎症,称之为胶冻性眼球筋膜炎。球结膜呈半胶冻状橙红色水肿,如鱼肉状,触之稍硬,压迫是有轻度凹陷,病变可延伸到角膜缘,而眼内仍然正常。若病情严重,病变可侵及巩膜而为胶冻状巩膜炎。

2.眼底病变

(1)界限清楚的眼底肿块:局限性巩膜肿胀区可引起脉络膜隆起。通常围以同心的脉络膜皱褶或视网膜条纹。这类炎症结节常伴有眶周围疼痛,但也有患者无症状,在查体时被发现。

(2)脉络膜皱襞、视网膜条纹和视盘水肿:这是巩膜炎的主要眼底表现。患者常伴有轻度疼痛或穹隆部眼球表层血管充血,邻近视盘的巩膜炎症,偶可致视盘水肿。有些可见略呈球形的脉络膜脱离,但环形睫状体脉络膜脱离更常见。青年女性后巩膜炎可导致后极血视网膜屏障崩解,而出现渗出性视网膜脱离,这种脱离只限于后极部。眼底可见多处针尖大小的渗漏区。超声扫描显示眼后极部各层变厚和眼球筋膜水肿。

(二)诊断

对原因不明的闭角型青光眼、脉络膜皱褶、视盘水肿、界限清楚的眼底肿块、脉络膜脱离和视网膜脱离等,均应想到此病的可能。除病史及全身和局部的特征性体征可作为诊断依据外,进行相应的全身系统检查及实验室检查也是必要的。

1.全身检查

胸部、脊柱、骶髂关节的 X 线检查。

2.实验室检查

血常规、血沉、肝功能、血清尿酸测定、梅毒血清学试验、结核菌素皮内试验等。免疫指标：类风湿因子、外周血 T 细胞亚群、外周血免疫球蛋白、免疫复合物测定、抗核抗体、补体 C_3 等。

3.巩膜炎的前节荧光血管造影

Watson(1984)首先将荧光血管造影应用于巩膜炎的诊断,认为典型的弥漫性或结节性巩膜炎,荧光血管造影显示血管床的荧光增强与通过时间减低,即在充血的血管显示只有很少或没有血液通过。在具有明显炎症的弥漫型、结节型和坏死型巩膜炎中,发生闭塞的是小静脉,而在穿孔性巩膜软化其阻塞的则是小动脉,特别是深部巩膜丛的小动脉。

4.眼底荧光血管造影

有视网膜下渗出液者,荧光血管造影早期可见脉络膜背景荧光呈斑驳状,继而出现多个针尖大小的强荧光区,随后此强荧光区逐渐变大变亮。造影晚期这些病灶的荧光素渗入视网膜下。

5.超声扫描检查

B 型超声扫描可见球后部变平,各层变厚以及球后水肿。若球后水肿围绕视神经,则可见"T"形征,这种体征表示沿巩膜扩展的水肿与正常圆形视神经阴影成直角。超声扫描是诊断后巩膜炎症肥厚不可缺少的方法。

6.CT 扫描检查

CT 显示巩膜厚度,注射增强剂可使其影像增强,也可见球后水肿,但非特异性。

(三)鉴别诊断

本病症状与眼眶蜂窝织炎难以区别。其鉴别要点在于本病的水肿程度较蜂窝织炎为明显,而蜂窝织炎的眼球突出,则又较后巩膜炎为显著。

(四)治疗

巩膜炎的治疗原则,首先应明确病因,进行对因治疗,并预防复发。增强营养改善全身情况也是必要的。

1.弥漫性和结节性巩膜炎

病程迁延,除局部给药外,应加服皮质类固醇制剂。如并发葡萄膜炎应及时给予散瞳剂。

2.坏死性巩膜炎

病情严重,血管丛大部分闭锁。

（1）如梅毒、结核、麻风等，首先应针对病因的特效疗法及配合短疗程的全身非皮质类固醇消炎剂治疗，如羟保泰松或吲哚美辛（消炎痛）口服。

（2）如1周内无效，巩膜出现无血管区，则应给予足够剂量的皮质类固醇制剂，如泼尼松（强的松）或地塞米松口服，以抑制病变的坏死过程，且减轻疼痛。病情好转后减量，直至疾病完全消退。

（3）严重者需用免疫抑制剂如环磷酰胺。近年来有人报道，使用环孢素A，能选择性地作用于辅助性T细胞，发挥其免疫抑制作用，且无骨髓毒性，并已能将其配制成局部滴眼剂应用于临床。伴有全身免疫系统疾病的患者应同时针对全身疾病治疗。

（4）深层巩膜炎患者禁忌结膜下注射，以防止巩膜穿孔。

（5）手术治疗只适用于确定炎症的根源是自身免疫病，切除坏死组织，可以清除抗原来源，同时植入同种异体巩膜，也是有效的治疗手段。

第二节 巩膜外层炎

一、定义

巩膜外层炎为巩膜表层组织和球筋膜的炎症，常发生于角膜缘至直肌附着线的区域内。女性发病率是男性的2倍，好发于20～50岁，临床上有两种类型：周期性巩膜外层炎和结节性巩膜外层炎。

二、病因

本病与外源性抗原抗体所致变态反应有关。约30%病例合并有全身变态反应性疾病，如结节性红斑、接触性皮炎等。部分病例合并有全身代谢性疾病，如痛风。有时发现女性患者发病与月经周期同步变化，故推测可能与内分泌失调有关。

三、诊断

（一）临床表现

1.结节性巩膜外层炎

（1）每次发病持续4～5周，易复发。

（2）巩膜表层有局限性结节隆起，直径约数毫米，呈暗红色，结节可有数个。结节周围结膜充血、水肿。有疼痛、压痛及轻度刺激症状。常合并轻度虹膜炎。

（3）部分患者伴全身性疾病，如风湿性关节炎、痛风等。

（4）大多数患者不一定要进行有关免疫学实验检查，但类风湿因子、尿酸或其他免疫学检查在诊断不明时仍应进行。

2.周期性巩膜外层炎

（1）呈周期性发作，间隔 1～3 个月，每次发病通常持续 7～10 天，病程可能持续 3～6 年或更长，妇女月经期发作多见。

（2）发病伴有轻度刺激症状，视力多不受影响，可伴有神经血管性眼睑水肿。

（3）病变部位巩膜表层和球结膜呈弥漫性水肿，紫红色。复发部位不固定。

（二）鉴别诊断

1.泡性结膜炎

结膜鲜红色充血，结节能随结膜移动。

2.深层巩膜炎

眼部疼痛剧烈，常有多个结节，易蔓延至角膜形成硬化性角膜炎。常向深部蔓延而引起色素膜炎（葡萄膜炎）。炎症消退后，病变区巩膜结瘢变薄，呈淡蓝色，重症者可形成巩膜葡萄肿。

四、治疗

（1）针对病因治疗。

（2）局部应用糖皮质激素滴眼液，并口服非类固醇消炎药，如吲哚美辛（消炎痛）等。必要时口服皮质类固醇药物。

第三节 巩 膜 异 色

正常巩膜颜色为瓷白色。巩膜异色指少年巩膜呈蓝白色调，随着年龄的增长，巩膜可逐渐变为黄白色调。临床上可出现以下几种巩膜异色情况。

一、巩膜色素斑

本病是在巩膜前部表面，睫状前静脉通过处出现的一些棕色或蓝紫色、黑色的色素斑。有时在前巩膜表面形成斑片状，边界清，地图状色素斑，可逐渐进展，

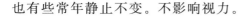

也有些常年静止不变。不影响视力。

二、褐黄病

巩膜上可出现棕灰色的圆形斑点,在巩膜暴露区特别明显。最早的体征是在睑裂区有色素沉着,随年龄增至 30～40 岁时,色素沉着变得肉眼可以看见。组织学上,色素斑可散布在角膜、巩膜和结膜上。

三、蓝色巩膜

由于巩膜变薄而透见下面的葡萄膜的颜色所致。全部或部分巩膜呈青蓝色调,故称蓝色巩膜,使除邻接角巩膜部 1～2 mm 区外的全部巩膜外观呈均匀亮蓝色或蓝,新生儿特别是早产儿,巩膜发育不成熟而薄,但只有在生后 3 年巩膜持续为蓝色时,始为病理状态。此病可单独出现,但多与其他全身发育异常,与全身的支持组织发育异常伴发,如骨脆症、关节脱臼和耳聋等。一般视力不受影响。多为双眼发病,但也有单眼者。

蓝色巩膜-骨脆综合征,常并发颅骨变形、关节脱位、牙齿畸形、胸廓异常,也有人认为与内分泌异常有关。少数为散发病例。其遗传方式以常染色体显性为主,也有少数隐性遗传病例。

四、巩膜黄染

由肝胆疾病引起胆汁的产生或排泄发生障碍,以致胆汁进入血液循环,引起皮肤及巩膜的黄染。

第七章

葡萄膜疾病

第一节　葡萄膜的先天异常

一、无虹膜

无虹膜是少见的眼部先天畸形，表明其发育停滞于原始状态，凡肉眼在前房周边能看到部分虹膜组织者称为部分性无虹膜；如果用前房角镜检查才能看到少许虹膜残端者称为无虹膜。无虹膜几乎都是双眼受累，不仅虹膜异常，并常伴有角膜、前房、晶状体、视网膜、视神经异常。发病原因不明，多表现为常染色体显性遗传。

（一）临床表现

临床上因瞳孔极度开大，常有畏光，眼裂变小，并由于各种眼部异常而引起视力减退，中心凹缺如，视细胞受光损伤，视力低下。瞳孔极大占据全角膜范围，在角膜缘内可见到晶状体赤道部边缘，有时可见到悬韧带及其后房的睫状突。无虹膜可伴发其他眼部异常。

1.角膜混浊

较早出现角膜混浊，往往伴有细小放射状浅层血管，侵犯角膜周边部；有的病例为先天性小角膜。

2.青光眼

常规做房角镜检查是必要的，可见卷缩状宽窄不等的虹膜残根。疾病早期小梁网往往正常，但可逐渐引起房角关闭，虹膜残根如同前粘连向前伸到小梁的滤过区,掩盖小梁网的大部分而引起青光眼;或由于晶状体移位。

3.白内障

出生时有轻的前后皮质混浊,逐渐发展,严重者需要手术治疗。

4.晶状体异位

56%患者有晶状体异位。

5.斜视

比较多见,患者常有屈光不正,多为远视,应当检查屈光不正,提高视力。

6.眼球震颤

眼球震颤是继发于黄斑发育不良。

本病患者可伴有全身异常如骨骼畸形,颜面发育不良、泌尿系统先天异常、发育迟缓以及 Wilms 肿瘤。Wilms 肿瘤是肾脏恶性肿瘤,常染色体显性遗传,有人报道 Wilms 肿瘤患者 1%有无虹膜病。更易发生于散发性先天无虹膜者。

(二)治疗

无特殊疗法,防止强光刺激可带黑镜。应当注意并发症以便及时治疗如青光眼等。

二、虹膜缺损

虹膜缺损有两种,一种是典型葡萄膜缺损,在胚裂区从脉络膜到虹膜缺损,系先天胚裂闭锁不全所致。在胚裂封闭以后发生的缺损称为单纯性虹膜缺损,病因不明,与视杯发育过程中切迹有关,由于中胚叶的机械性阻塞或外胚叶生长的原发性发育异常以及晶状体纤维血管膜异常生长使视杯在此处不能向前生长而形成虹膜缺损。虹膜整个节段缺损直至睫状体缘者称为全部性缺损,否则为部分性缺损,部分性缺损可表现为瞳孔缘的切迹、虹膜孔洞和虹膜根部缺损。如果缺损累及虹膜组织的全厚层,称为完全性虹膜缺损;仅累及外胚叶或中胚叶部分者称为不全性虹膜缺损。

(一)先天性典型虹膜缺损

先天性典型虹膜缺损是位于虹膜下方为完全性虹膜缺损。瞳孔向下伸展到角膜缘,并且愈向下伸展愈变窄,形成尖向下的梨形瞳孔;瞳孔上缘略向下移位,瞳孔缘的边缘色素缘和瞳孔括约肌一直由瞳孔缘沿缺损部延续到角膜缘。这是与手术造成的虹膜缺损的主要区别点。本病常伴有其他眼部先天畸形如脉络膜缺损,而使视力减退。

(二)单纯性虹膜缺损

单纯性虹膜缺损为不合并其他葡萄膜缺损的虹膜缺损。

（1）完全性虹膜缺损：有 3 种类型。①切迹样缺损，比较多见，常发生于虹膜下方典型性缺损的位置，为轻度完全性缺损。②虹膜孔型，单一虹膜孔比较多见，在瞳孔开大时被动地关闭，瞳孔缩小时张开。③虹膜周边缺损，瞳孔正常。缺损的虹膜孔较小，呈圆形、裂隙状或三角形。

（2）不完全性虹膜缺损：也有 3 种类型。①虹膜基质和色素上皮缺损，但有虹膜-瞳孔板层结构残余称为桥形缺损，有丝网状薄膜组织架于虹膜缺损处。或在缺损处有粗大条索。②虹膜基质缺失而色素上皮存在，称为虹膜小窝，为虹膜隐窝中的两层中胚叶组织完全缺如；小窝底部为黑色素上皮。③虹膜色素层缺损，在虹膜实质发育不全处用检眼镜能看到眼底红光反射。

三、瞳孔残膜

胚胎时晶状体被血管膜包围，到胚胎 7 个月时该膜完全被吸收消失。但有时在出生后晶状体前囊上残存一部分称为瞳孔残膜。

(一)临床表现

瞳孔残膜颜色与虹膜色相同，主要有丝状和膜状两种。前者一端连在虹膜小环部，另一端连到瞳孔区晶状体前表面或角膜后壁。这一点与炎症后粘连不同；膜状者起于虹膜小环部，占据部分瞳孔。瞳孔膜残留一般不影响瞳孔运动，除致密的膜外，一般不引起视力障碍。

(二)治疗

影响视力的厚瞳孔膜需要手术或激光治疗。

四、脉络膜缺损

脉络膜缺损是指脉络膜有局部缺损，为比较常见的先天性眼底异常。典型的脉络膜缺损是由于眼泡胚裂闭锁不全，脉络膜发育不良，致使脉络膜和 RPE 完全缺损，可有遗传性。非典型脉络膜缺损的病因和性质尚无统一的意见，一般认为可能是外胚叶或中胚叶发育异常；子宫内期脉络膜炎症也可能与之有关。

(一)临床表现

1.典型脉络膜缺损

多为双眼，也可有单眼，往往合并其他眼部异常，导致视力不佳。缺损位于视盘下方，与其下缘之间有一宽窄不等的正常区；有的病例其上方也可包括视盘在内，下方边缘直达眼底周边部。缺损的面积大小不一，一般大于数 PD，大者可超过一个象限。视野检查可见与缺损一致的扇形缺损。缺损区无脉络膜，通过菲薄的视网膜可见巩膜，显示白色或灰白色，在缺损区有时可见色素或少许脉络膜血管。缺损的边缘齐整清楚,其周边部有色素。有时缺损区凹陷,视网膜血管进入凹陷区时向下弯曲,称为膨出性脉络膜缺损。脉络膜大缺损表面可有横条色素带分隔成数区,或者在视盘下方有孤立的一个或数个缺损,排列成行,大小不等,呈不规则圆形或横椭圆形称为桥形脉络膜缺损。在脉络膜缺损处的视网膜常有萎缩变性,有时由裂孔或组织牵引而引起视网膜脱离,由于没有正常眼底颜色作为背景,很难发现视网膜破孔和视网膜脱离,需要仔细检查眼底。有人认为脉络膜缺损处如有出血斑时,裂孔往往在其附近。

脉络膜缺损常伴有其他先天异常如小眼球、虹膜、视神经、晶状体缺损以及黄斑部发育异常,因而视力不良,并可伴有斜视和眼球震颤。

2.非典型脉络膜缺损

较少见,多为单眼。缺损可位于眼底任何部位,发生于黄斑者称为黄斑部缺损,中心视力丧失,这是最多见的非典型脉络膜缺损,缺损部的表现与典型者相似,巩膜暴露为灰白色并有色素沉着,非典型脉络膜缺损需要与陈旧性脉络膜病灶相区别,后者形状不一,边缘不整齐,往往不是单一的,萎缩区有瘢痕组织和大量色素增生,不伴有其他先天异常。

(二)治疗

无特殊疗法。并发视网膜脱离者考虑手术治疗,应注意封闭脉络膜缺损的边缘部,脉络膜缺损范围较大,后部边缘部不易封闭,故治疗效果较差。

现有激光治疗和玻璃体视网膜手术治疗方法。

1.激光治疗

根据破孔和视网膜脱离不同考虑不同措施:①如果缺损区有破孔尚无视网膜脱离,或有脱离仅限于缺损区可考虑激光封闭缺损边缘。②如果脱离已波及缺损区外,可先试行保守治疗促进视网膜下液吸收,以利激光照射;如果不能吸收可先放水,视网膜复位后再激光照射。③如果发病时间较长,脱离范围较广而高,卧床后不恢复,玻璃体有浓缩现象,术中一般需要放水,巩膜折叠部置入填充物,手术不易达到的缺损区近视盘边缘,在视网膜复位后可补充激光治疗。

2.玻璃体视网膜手术

如果脉络膜缺损处的视网膜破孔不易发现或有严重的增殖性玻璃体视网膜病变可考虑玻璃体手术。充分的视网膜前膜和玻璃体切除可恢复视网膜的弹性,封闭裂孔及缺损区边缘;玻璃体内注入气体或硅油顶压眼球效果更好。

第二节　葡萄膜退行性改变

一、虹膜角膜内皮综合征

Harm(1903)首先描述一种涉及虹膜萎缩和青光眼的疾病,称为原发性进行性虹膜萎缩。以后 Chandler(1956)报道一种虹膜萎缩伴有角膜营养不良,临床表现有角膜水肿和青光眼称为 Chandler 综合征。Cogan-Reese(1969)又报道单眼青光眼患者虹膜上有很多结节样虹膜痣,认为与 Chandler 综合征很相似。Schield(1979)认为以上 3 种类型是同一性质疾病。因为有的病例开始是 Chandler 综合征,以后发生虹膜萎缩孔,并发现原发性进行性虹膜萎缩也可有虹膜结节。Yanoff（1979）明确提出将三者总称为虹膜角膜内皮综合征(iridocorneal endothe lial syndrome,ICE)。

(一)病因和发病机制

1.炎症或血管学说

现已证明本病虹膜血管有不同程度闭塞,但其改变的原因不明,可能是先天性,也可能是由某种因素所致。

2.Campbell 膜学说

Campbell(1978)根据临床观察和组织病理提出原发性虹膜萎缩是由角膜内皮细胞异常开始的,产生一层由单层内皮细胞和后弹力膜样组织的膜。这种膜伸展越过前房角到虹膜表面。由于膜的牵引可引起虹膜周边前粘连和瞳孔向粘连处移位变形,以及引起虹膜萎缩、虹膜孔形成。另外可能继发于虹膜缺血而引起溶解性孔。由于膜影响角膜内皮功能而引起角膜水肿;由于虹膜前粘连及膜的阻塞房角而引起青光眼。

(二)临床表现

1.原发性进行性虹膜萎缩

多为单侧,好发于青年或成年女性。病变在不知不觉中进展,无自觉症状,直到数年后眼压高才被发现。开始瞳孔有偏中心改变,随着病情的进展,逐渐向周边部移位,萎缩加重,进而色素上皮松解消失,发生虹膜穿孔,形成假性多瞳症。裂孔变大或相融合而形成巨大裂孔,虹膜大部消失。严重者仅遗留实质层条索;轻者组织疏松,颜色变浅。大多数病例都有前粘连。初起时呈细小锥形,

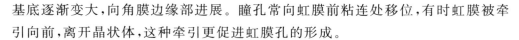

基底逐渐变大,向角膜边缘部进展。瞳孔常向虹膜前粘连处移位,有时虹膜被牵引向前,离开晶状体,这种牵引更促进虹膜孔的形成。

2.Chandler 综合征

角膜后壁有特殊的细小斑点状、滴状改变,常伴有角膜水肿,异常的内皮细胞覆盖在角膜后面、小梁网和虹膜表面。裂隙灯下呈弥漫的角膜内皮点彩样改变或呈细小金箔样斑点。角膜内皮镜下内皮畸形、多形态,并有无内皮细胞的暗区,有轻度虹膜萎缩,仅限于虹膜实质表层弥漫萎缩,不形成孔;也可有虹膜前粘连,程度不等,从针尖大到较宽的前粘连;中等眼压升高。本病对探讨单眼青光眼原因很重要。对每个单眼青光眼患者都应详细检查角膜后壁。

3.虹膜痣(Cogan-Reese 综合征)

Cogan(1969)首先报告单眼青光眼患者虹膜上有较多的结节样突起,角膜内皮营养不良和角膜水肿,有不同程度的虹膜萎缩,有时也有虹膜前粘连,但虹膜很少穿孔有虹膜色素性小结节或弥漫性色素病变,初起时表现为少量细小淡黑色或黄色结节,以后结节逐渐变大为棕黑色或暗棕色有蒂的结节。眼压正常或稍高。

(三)诊断与鉴别诊断

1.诊断

根据临床表现。

2.鉴别诊断

(1)角膜内皮异常的鉴别疾病。①Fuchs 角膜内皮营养不良症:多为双眼,角膜内皮异常,但无虹膜萎缩和虹膜前粘连。②角膜后多形性营养不良症:角膜后壁可见成串的小泡,有时在后弹力膜可见赘生物,但本病为双侧性,有家族史。

(2)虹膜萎缩的鉴别疾病。①先天性虹膜实质发育不良:自幼房角发育不良,有青光眼和虹膜异常,瞳孔括约肌色浅,多不进展。常染色体显性遗传。②Rieger综合征:有广泛的周边前粘连,瞳孔移位和虹膜孔。全身表现为先天性缺齿,上颌发育不良。有家族史。

(3)虹膜结节和色素性改变的鉴别疾病。①神经纤维瘤:虹膜常有大小不同的结节和色素沉着,为双侧性。②虹膜恶性色素瘤:病变较大并多发。

(四)治疗

主要针对角膜水肿和继发性青光眼治疗。如药物不能控制眼压,需进行手术治疗,以滤过性手术为主;对严重角膜水肿可考虑穿透性角膜移植术。

二、回旋形脉络膜萎缩

(一)病因和发病机制

回旋形脉络膜萎缩为脉络膜、视网膜进行性萎缩性疾病,有遗传性,1/3 患者有双亲血族联姻,多为常染色体隐性遗传,常伴有脑、肌肉异常改变。Kakki (1974)认为本病与高鸟氨酸血症有关。这是由于鸟氨酸酮转氨酶(orthine keto-acid transminase,OKT)的活性不足或缺乏所致。又有研究提出牛眼视网膜之鸟氨酸转化为脯氨酸主要是由于 OKT 的作用。可能导致脉络膜视网膜内脯氨酸缺乏而引起眼底改变。眼部改变是全身代谢障碍的一部分。

(二)临床表现

多见于 20~30 岁,男女均可患病,病程缓慢,常一家族中累及数人。早期有夜盲,视力逐渐减退,视野收缩,当病变累及黄斑时,视力极度低下,甚至仅剩光感。ERG 低于正常,最后消失,EOG 异常。眼底表现颇为特殊:开始在赤道部有萎缩,常呈不规则圆形、多角形、扇贝形和各种奇形改变,在病变之间眼底正常。病变区的脉络膜毛细血管和色素上皮完全消失,可见脉络膜大血管和视网膜色素紊乱。随着病程进展,萎缩区由周边向后极扩展,常形成一环形带,因而出现环形暗点,极周边的眼底正常。随后萎缩区又进一步向视盘及周边部扩大,仅黄斑因有致密的脉络膜毛细血管丛得以长时间保持正常,但最后也发生萎缩,全眼底呈黄白色,散布有小色素斑,周边部更致密,有时呈天鹅绒样棕色色素增生,视网膜血管变细,视盘色变浅,常伴有白内障。

(三)治疗

随着本病的生物化学的研究,对以往认为无法治疗的本病提出下列治疗方案。

1.增加剩余酶的活力

应用高水平的辅助因子。这种物质在酶的降解方面是一种辅助因子也是对 OKT 的辅助因子,是食物维生素 B_6 的活动型。因此提出以维生素 B_6 治疗以增加残余酶的活力,可以减少血内鸟氨酸,每天维生素 B_6 300~700 mg,1 周内血浆鸟氨酸水平下降 45%~50%。

2.限制鸟氨酸的先驱物

主要限制精氨酸,因为精氨酸是来自蛋白因而应采取低蛋白饮食。但这种方法也不是没有危险的。

3.调整缺乏的物质

血浆内鸟氨酸升高,血浆中赖氨酸、谷氨酸和肌酸要减少,因此需要补充肌

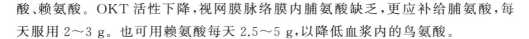

酸、赖氨酸。OKT 活性下降,视网膜脉络膜内脯氨酸缺乏,更应补给脯氨酸,每天服用 2～3 g。也可用赖氨酸每天 2.5～5 g,以降低血浆内的鸟氨酸。

三、原发性脉络膜硬化

(一)病因

原发性脉络膜硬化是一种在脉络膜发生的弥漫性或局限性变性改变并伴有视网膜变性和色素性改变,有家族史和不同的遗传形式,多见于老年人,但不常伴有全身性动脉硬化和脉络膜血管硬化,而是眼底如同大脉络膜血管的硬化表现,这是由于血管周围组织、毛细血管消失和 RPE 变薄的萎缩背景下脉络膜大血管明显暴露出来。有 3 种类型。

(二)临床表现

1.弥漫性脉络膜硬化

弥漫性脉络膜硬化是少见类型,常侵及全眼底。往往为常染色体显性遗传,也有隐性或性连锁遗传者。近年来生化研究结果表明本病为光感受器的某些遗传生物学改变,主要异常改变为环磷酸腺苷(cAMP)浓度升高,光感受器间维生素 A 结合黏蛋白(IRBP)减少。本病发病较晚,一般中年期起病,但也有发生于青年者,到 40 岁时形成广泛脉络膜视网膜萎缩。有进行性视力减退、夜盲及视野收缩,可发生环形暗点,常呈管状。病种进展缓慢,最后视力可仅为手动。眼底早期有水肿和色素以及小的奶油状色素斑,随着年龄的增长,病变由视盘或黄斑附近开始,以后逐渐扩展,到 60 岁全眼底被侵犯,呈弥漫性萎缩豹斑状,后极部更明显。由于视网膜色素上皮萎缩,脉络膜毛细血管消失,透露出硬化的脉络膜大血管,其中有些已闭锁呈白色索条状;有的在灰白色血管中尚有细窄的血管柱,在血管明显硬化的脉络膜萎缩区往往露出白色巩膜。视盘呈蜡黄色,视网膜血管变细,眼底常伴有散在的色素斑。也可有色觉异常,ERG 低于正常,最后消失,EOG 明显异常,有不典型暗适应改变。

2.视盘旁和中心性脉络膜硬化

多为常染色体隐性遗传。病变开始于视盘周围,相当于视盘附近的血管环的小分支受累,使视盘周围的脉络膜发生萎缩,病变区边界不清,病变扩展的程度不同,有时很广泛,可累及黄斑部和后极部;有时很轻微如同老年晕。暗适应受影响,但无完全性夜盲。

3.中心性晕轮性脉络膜萎缩

本病仅限于黄斑部,多为双侧性,有家族史,最早可在 15 岁发病,黄斑部有渗出和水肿，到20～30岁眼底改变明显，50岁以后黄斑部出现圆形、椭圆形，境界清楚2～4PD的局限性萎缩区，其中RPE和脉络膜毛细血管消失，仅有的脉络膜大血管也变细，偶有闭锁呈亮的白条状。荧光血管造影脉络膜大血管边缘部由于色素脱失表现为强荧光。视网膜血管正常。有绝对性中心暗点，周边视野正常，无夜盲。

（三）诊断与鉴别诊断

根据双眼对称性改变，有家族史以及眼底特殊性改变，多能做出诊断。病变广泛者如弥漫性萎缩应与视网膜色素变性和其他视网膜变性疾病区别；中心部的萎缩应与老年性黄斑变性和后极部炎症病变鉴别。本病无特殊疗法。

四、无脉络膜症

（一）病因和发病机制

无脉络膜症是遗传性进行性脉络膜视网膜变性，为一种中间性连锁的遗传病。男性病变典型、严重且为进行性；女性病变轻且不进展，视力很少减退。疾病通过女性传递给后代，为一种进行性毯层脉络膜营养不良。

（二）临床表现

本病为双侧性。男性患者自觉症状明显，5～10岁开始有夜盲，视力、视野逐渐有改变，晚期完全失明。眼底改变男性明显，多在儿童时期即出现周边部椒盐状视网膜色素上皮退行性改变，并有散在的色素斑点。病变进展，脉络膜血管及色素上皮萎缩，出现小区域的脉络膜大血管暴露。这种改变从周边部向后极部发展。随着年龄的增长脉络膜血管逐渐消失，一般在50岁之后几乎全部色素上皮被破坏，脉络膜萎缩，血管消失以至巩膜暴露，最后眼底为均匀一致的白色反光，仅在中央区有限界不清的淡棕红色或眼底周边有岛状淡红色区能残留一段时间。视网膜动脉变细，视神经乳头晚期萎缩；玻璃体可发生液化，有点状、纤维状混浊或灰白胆固醇样结晶以及细小棕色素点。

女性携带者的眼底表现与男性患者年轻时的早期改变相似，眼底周边有椒盐状萎缩，也可见色素斑，但病变多不进展。男性患者有色盲，ERG、EOG晚期都明显异常。女性视功能多为正常，偶尔有异常也比男性患者为轻。

（三）诊断与鉴别诊断

根据家族发病史、典型眼底改变以及电生理检查，可以作出诊断。应与视网膜色素变性相鉴别，特别是非典型病例与本病中期改变有相似之处，应当注意。另外应与严重的脉络膜硬化相区别。本病目前尚无特殊疗法。

第三节　感染性葡萄膜炎

葡萄膜炎有各种原因,很多病原体可引起葡萄膜炎,现将常见者介绍如下。

一、眼内炎

眼内炎是严重眼病。仅前节感染称为化脓性虹膜睫状体炎。炎症波及视网膜、脉络膜和玻璃体者称为眼内炎,如不及时治疗可发展为全眼球炎,表现眼剧痛难忍,眼睑、结膜高度水肿充血,眼球突出,运动受限,视力完全丧失。因此,积极治疗眼内炎是抢救眼失明的关键。

(一)病因和发病机制

1.外因性眼内炎

外因性眼内炎是病原体由外界直接进入眼内,如眼球穿通伤、内眼手术及角膜溃疡穿孔等。手术后感染多由于使用污染的敷料、药液和手术的植入物如人工晶状体、视网膜脱离手术时的环扎物等。伤口愈合不良、眼组织嵌顿更有危险性。手术晚期感染多由于抗青光眼手术渗漏泡感染引起。外因性眼内炎以细菌感染为多见,如革兰氏阳性菌,依次为白色葡萄球菌、金黄色葡萄球菌、链球菌;革兰氏阴性杆菌如铜绿假单胞菌较为常见。外因性真菌性眼内炎比细菌性为少见,多由念珠菌感染。

2.内因性眼内炎

病原体是通过血流进入眼内或称转移性眼炎。病菌来自眼外感染病灶或败血症,从视网膜血管经内界膜进入玻璃体;致病因子也可来自睫状体平坦部血管,先引起晶状体后间隙和前玻璃体混浊。内因性感染与某些特殊因素有关,如血液透析、静脉补充营养、或曾用过免疫抑制剂等,年老体弱以及重病患者更易患病。真菌性内因性眼内炎比细菌性多见。病原体以白色念珠菌为多见,其次是曲霉。细菌性内因性眼内炎较为少见,可能是由于对细菌性感染容易及时控制,不致累及眼球,按常见的细菌是金黄色葡萄球菌、链球菌、肺炎链球菌等。

(二)临床表现

1.细菌性外因性眼内炎

发病急,多在伤后24～48小时患眼突然疼痛,视力减退,刺激症状加强,结膜充血,分泌物增多,角膜水肿混浊,前房絮状渗出,迅速前房积脓,光感不确,不及时治疗可发展为全眼球炎。

2.真菌性外因性眼内炎

潜伏期比细菌性为长,一般为数周,病程进展缓慢,早期症状轻,前玻璃体有局限性绒毛状渗出,严重者前房积脓;玻璃体混浊加重有灰白色絮状渗出,一般视网膜受累较晚,视力可保持较长时间。

3.真菌性内因性眼内炎

发病隐匿,进展缓慢。白色念珠菌败血症所致的眼内炎往往在全身症状出现后5～12周发生眼病。视力逐渐减退,无明显疼痛,早期表现为轻度虹膜睫状炎,多为双眼,很少有前房积脓,玻璃体常有灰白色混浊,眼底有白色局限性或散在絮状渗出物。最后发生前房积脓,严重者角膜浸润穿孔,眼球被破坏。

4.细菌性内因性眼内炎

一般细菌性眼内炎没有全身症状,一旦出现症状说明是一种毒力较强的内源性细菌感染。疾病往往开始于眼底后极部,影响视力,表现为视网膜炎症,视网膜静脉周围有白色渗出,视网膜静脉伴白鞘,也可见视网膜浅层出血视盘水肿以及玻璃体混浊,也可发生前葡萄膜炎。

(三)诊断与鉴别诊断

1.诊断

可根据以下几点。

(1)根据病史:如眼球穿通伤、内眼手术和全身病史及是否存在感染病灶。

(2)临床表现:外因性症状重,多为细菌性。有以下情况应怀疑真菌性感染:①手术或外伤后有迟发的眼内炎症。②外眼炎症相对安静,而眼内炎症明显者。③前房或玻璃体有局限性炎症渗出团。

(3)微生物检查:除早期进行结膜囊分泌物涂片及细菌培养外,要及时采取前房液或玻璃体液检查,后者较前者阳性率高。

2.鉴别诊断

(1)外伤或手术后无菌性炎症:多发生于外伤或手术后5～10天,症状轻,很少有角膜水肿,很快好转。

(2)晶状体过敏性眼内炎:也可发生前房积脓,多见于过熟性白内障或白内障囊外摘除术后。

(3)眼内异物引起的眼内炎:如木质和铜质眼内异物,特别钝铜可引起无菌性化脓性炎症。

（四）治疗

最理想的治疗是针对已明确的病原体,但早期只能根据临床表现和涂片检查的初步结果立刻进行广谱抗生素治疗。

1.全身和局部应用广谱抗生素

眼内炎主要是抗病菌治疗。病原体未确定以前应立刻采用强有力的眼内通透性强的广谱抗菌剂。以静脉注射效果好,细菌性眼内炎多用第三代头孢菌素、新青霉素和庆大霉素,对球菌和杆菌都有效。真菌性眼内炎特别有效药物不多,过去认为两性霉素与氟胞霉素联合使用较为有效,但前者全身应用毒性大,眼内通透性不佳,必须慎用。目前认为氟康唑是真菌性眼内炎的首选药物,眼内通透性强,不良反应低。先静脉滴注以后改为口服。

2.皮质激素

非真菌性感染在充分、强有力的抗生素治疗 12～24 小时后可行球后注射,氟美松 2.5～5 mg;全身用泼尼松 30～60 mg 7～10 天,以后在短期(10 天左右)内迅速减量至停药;全身糖皮质激素停用后局部继续使用,球后注射每天或隔天一次,根据病情停用。

3.玻璃体内药物注射

在采用眼内液检查的同时,向前房内或玻璃体内注射抗生素。一般全量不超过 0.2～0.3 mL,并可同时注入氟美松 0.35 mg。最后根据眼液培养和药敏试验结果进行更有效的治疗。

4.玻璃体切除术

经各种治疗后病情继续恶化者,则应考虑玻璃体切除术。以清除玻璃体内大量微生物,并可抽取玻璃体液进行病原体检查和药敏试验,同时向玻璃体内注入药物,在以下情况下可考虑此种手术:①眼内炎合并前房积脓、结膜水肿,大量抗生素治疗 6～12 小时后病情仍继续恶化者。②超声波检查确定玻璃体内存在脓肿者。③炎症仅限于眼内,玻璃体混浊视力下降严重者。④怀疑为真菌性眼内炎经药物治疗无效者。

二、结核性葡萄膜炎

自从多种抗结核药物问世以来,结核性葡萄膜炎虽然有所减少,但结核在内因性葡萄膜炎中仍占重要位置。

（一）病因和发病机制

结核分枝杆菌不仅直接侵犯葡萄膜组织,并可由于机体对结核分枝杆菌的超敏反应而发生肉芽肿性炎症。其发病决定于宿主对细菌的抵抗力和免疫力与过敏之间的平衡,即疾病程度与细菌量、毒力、过敏程度成正比,而与机体的抵抗力成反比。

(二)临床表现

1.结核性前葡萄膜炎

(1)粟粒型结核:慢性粟粒型结核常发生于菌力弱,免疫力强的患者。发病缓慢,虹膜有结节1～3 mm,为圆形灰黄色;急性粟粒型结核是由菌血症引起,常伴有严重全身症状,刺激症状强,预后不佳。

(2)团球型结核:病变进展缓慢,最初在虹膜或睫状体有灰黄色结节,逐渐增大相融合形成较大的肉芽肿性病变。有时有浆液性纤维素性渗出、出血和干酪样前房积脓。前房角受累时可引起继发性青光眼。

(3)弥漫性过敏性前葡萄膜炎:较为多见,急性者好发于青年人,发病快,有羊脂样 KP 和虹膜 Koeppe 结节,易形成虹膜后粘连,也可表现为非肉芽肿性前葡萄膜炎;慢性炎症多发生于中年人,有较多大小不等的羊脂样 KP,进展缓慢,预后不佳。

2.结核性脉络膜炎

(1)急性粟粒型结核:多发生于急性粟粒型结核患者,更多见于结核性脑膜炎患者,为双眼。眼底可见圆形大小不等的黄白色斑,1/6～1/2PD,边界不清,多位于后极部。颅压高者可发生视盘水肿。

(2)慢性粟粒型结核:患者多为青壮年。眼底表现为播散性脉络膜结核结节。新鲜病灶为圆形或椭圆形黄白色或黄色渗出斑,为 1/3～1/2PD 同时也可见边界较清楚有色素沉着的萎缩斑。

(3)团球状结核:为大的坏死性肉芽肿性病变,其附近有渗出和出血,并可发生视网膜脱离。最后形成大片脉络膜视网膜萎缩斑;严重者引起全眼球炎或穿破巩膜而成眼球萎缩。

(4)弥漫性过敏性葡萄膜炎:为非特异性炎症,青年患者多为急性成形性炎症;老年人多为慢性复发性炎症。眼底有黄白色病灶,视网膜血管伴白线,玻璃体混浊,常伴发前葡萄膜炎。

(三)诊断与鉴别诊断

1.诊断

(1)详细询问结核病史和结核接触史。

(2)临床表现:前、后节有肉芽肿性病变。

（3）检查结核病灶：胸部 X 线透视、OT 或 PPD 试验、血沉等。

（4）诊断性治疗：对可疑患者进行抗结核治疗 2 周,病情改进者,结核性的可能性大。

2.鉴别诊断

（1）前节结核性炎症：应除外结节病、梅毒等其他肉芽肿性葡萄膜炎。

（2）脉络膜团球结核应与肿瘤鉴别,前者反应强,有出血和渗出。

（四）治疗

1.局部治疗

滴用链霉素（0.5％）或利福平（0.1％）。结膜下注射前者 50 mg,后者 1～5 mg。其他同一般葡萄膜炎。

2.全身治疗

抗结核药物主要有以下几种。

（1）异烟肼（雷米封）：每片 100 mg 每天 3 次或每早 300 mg 顿服。并服维生素 B_6 每天 25 mg。异烟肼主要不良反应有末梢神经炎,严重者影响肝肾功能。

（2）乙胺丁醇：每片 0.25 g,开始时 25 mg/kg 分 2～3 次服。8 周后减为每天 15 mg/kg。主要不良反应有视神经炎,严重者影响肝肾功能。

（3）链霉素：每天 0.75～1.0 g 分 2 次肌内注射或每周给药 2 或 3 次。主要不良反应是听神经损害。

（4）对氨基水杨酸钠（PAS-Na）：配合异烟肼、链霉素以增强疗效。每片 0.5 g,每次 2～3 g,每天 3 次。有胃肠道和过敏不良反应。

眼治疗方案：为避免耐药性,一般需要 2 种或 3 种药物联合使用。如果确诊为感染性如粟粒性或团球性结核则应采用异烟肼＋链霉素＋PAS-Na（或乙胺丁醇或利福平）,病情好转可联合用两种药物;过敏性者用异烟肼和/或利福平治疗;对可疑性结核者可单独使用异烟肼。对感染性者应持续用药至少 1 年以防止细菌再反复。对炎症反应特别强者在强抗结核治疗下可考虑应用皮质激素以防止眼组织严重被破坏。一般每早 7～8 时用 40～60 mg。这也仅为抢救将要丧失视力者。而且也要考虑全身情况权衡利弊慎用。

三、麻风性葡萄膜炎

麻风是嗜酸性麻风分枝杆菌感染的慢性病。可侵犯神经和皮肤,引起广泛的临床表现。主要有 3 型即瘤型、结核型和中间型。瘤型者多侵犯眼部。据统计 20％～50％患者有眼病,除眼睑、角膜病外还可引起葡萄膜炎。

(一)病因和发病机制

1.感染因素

感染因素是由于麻风杆菌血行扩散,直接侵袭眼组织或支配眼及其附属器的神经。

2.免疫因素

由于机体对麻风杆菌的超敏反应,引起各类型改变。细胞免疫功能低下者容易引起瘤型麻风,眼病多见于此型。

(二)临床表现

1.慢性结节型(瘤型)虹膜睫状体炎

慢性结节型(瘤型)虹膜睫状体炎为最多见的类型,多发生于疾病的晚期,双眼缓慢发病。有白色细小 KP,也可见羊脂 KP。典型表现是虹膜有珍珠样白色麻风珠,这种散在发亮的细小白色小结节,多为感染病灶,开始少量,最后散布在全虹膜表面;也可融合形成较大的麻风瘤,其中含有白细胞和活的麻风杆菌。数月后结节消失或遗留小萎缩斑;麻风瘤也可发生在虹膜组织深层,表现为细密的奶油黄色病变,逐渐变大可突出于虹膜表面,也可进入前房。愈后遗留局限性虹膜萎缩斑。严重者炎症蔓延到全葡萄膜,最后眼球萎缩。

2.急性弥漫性成形性虹膜睫状体炎

此型少见,与一般非特异性前葡萄膜炎相似,可能是对病原体的迟发型免疫反应。

3.孤立的麻风瘤

较少见。可能是麻风瘤的扩展。往往由睫状体开始,出现在前房角,常伴有角膜实质炎,逐渐蔓延到虹膜、脉络膜和巩膜,最后眼球被破坏。

4.周边部麻风性脉络膜炎

单眼或双眼发病,表现为孤立的蜡样高反光性病变,很像瘢痕样改变,周围伴有色素;并伴有视网膜血管炎。

5.播散性脉络膜炎

更少见,为非特异性渗出性炎症,有较大病灶,见于麻风病晚期。

(三)诊断与鉴别诊断

(1)根据全身临床表现和皮肤活检。

(2)鉴别诊断:粟粒性结核和梅毒性病变。

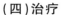

(四)治疗

1.局部治疗

同结核性前葡萄膜炎。

2.全身治疗

主要针对病因。全身药物有氨苯砜、苯丙砜以及利福平等。最常用者为氨苯砜第一周12.5 mg每天2次,渐增至50 mg每天2次。本药毒性较大有蓄积作用,应连服6天停1天,连续3个月停2周为1个疗程。此外还可用利福平每天600 mg分服。眼病用药要根据情况。如果全身病已治愈,虹膜没有麻风结节,轻的虹膜睫状体炎也可只用一般的治疗方法。

四、梅毒性葡萄膜炎

梅毒性葡萄膜炎在新中国成立后国内极为少见,但目前仍应给予重视。

(一)病因和发病机制

1.获得性梅毒

获得性梅毒是由梅毒螺旋体经性接触传染的。螺旋体自皮肤、黏膜侵入人体,局部繁殖发病,经血液向全身播散引起各器官疾病。眼部主要侵犯角膜、葡萄膜和视神经。

2.先天性梅毒

先天性梅毒是由孕妇感染梅毒通过脐带或血流侵及胎儿或分娩时由产道感染。葡萄膜炎是由梅毒病原体直接感染或由免疫因素引起。

(二)临床表现

梅毒的全身表现后天和先天各期不同。获得性梅毒的一期为感染后 2～4 周出现下疳,多发生于其生殖器先有丘疹,后形成硬结;二期为感染后 7～10 周,全身淋巴结肿大,由于菌血症而引起皮肤、黏膜、眼、鼻等损害。先天梅毒多为早产,出生后 3 周才出现皮肤、黏膜改变,淋巴结和肝、脾大。晚期梅毒多在 5～8 岁出现眼、牙、骨骼、皮肤、神经症状。

1.获得性梅毒性葡萄膜炎

(1)虹膜蔷薇疹:是眼梅毒的最早表现,发生于二期梅毒早期,是虹膜表面血管祥充血,出现快,持续数天消失。并有复发性蔷薇疹,常伴有渗出和虹膜后粘连。

(2)梅毒性虹膜睫状体炎:有各种类型。①梅毒二期虹膜睫状体炎:为急性,有皮疹。②梅毒三期虹膜睫状体炎:发生于下疳后 10 余年,易再发,预后不佳。

③Jarish-Herxheimer 反应：发生于抗梅毒治疗注射后 24～48 小时，为急性炎症，是由于治疗中大量螺旋体死亡，产生内毒素所致。④复发性虹膜睫状体炎：是由于治疗不当，在停止治疗 4～6 个月后发生，常伴有黏膜、皮肤反应。严重者可引起失明。

（3）梅毒性脉络膜视网膜炎：有各种类型。有弥漫性是发生于感染后早期，眼底广泛发灰经治疗可消失或遗留斑点状浅层萎缩，播散性者为最多见。发生于晚二期梅毒，玻璃体混浊，灰黄色病灶数个或多个；陈旧病变有色素增生，有时形成骨小体样色素性病变，如同视网膜色素变性样改变。

（4）梅毒瘤：梅毒结节性浸润相融合形成肉芽肿性肿块。一种是丘疹为多发病变位于虹膜呈黄色，数天或数周消失；另一种为梅毒树胶肿为棕黄色，发生于三期梅毒，最后坏死，发生严重的虹膜睫状体炎。

2.先天性梅毒性葡萄膜炎

（1）急性虹膜睫状体炎：发生于胎内或生后半年以内，为急性纤维素性炎症，常发生虹膜后粘连等各种严重并发症。

（2）脉络膜视网膜炎：较多见，常发生于出生前，全眼底色素紊乱，呈椒盐样改变，常伴有视神经萎缩。

（三）诊断与鉴别诊断

1.诊断

根据临床表现，冶游史和父母亲性病史；病灶、房水、玻璃体取材检查螺旋体；血清学检查有助诊断。国际通用法有 VDRL 和 RPR 试验。

2.鉴别诊断

（1）其他原因前葡萄膜炎：如风湿性炎症。

（2）其他肉芽肿性炎症：如结核、结节病等。

（3）眼底色素性改变：应与视网膜色素变性等区别。

（四）治疗

1.局部治疗

同一般葡萄膜炎。

2.全身抗梅毒治疗

一般用青霉素每天静脉滴注 1 200～2 400 万 U，至少 10 天，以后改用苄星青霉素 240 万 U，每周一次肌内注射，连续 3 周。先天性梅毒肌内注射苄星青霉素 5 万 U/kg 每天一次或青霉素 G 每天2.5 万 U/kg，连续 10 天。

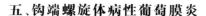

五、钩端螺旋体病性葡萄膜炎

钩端螺旋体病是一种流行性急性传染病。我国南方较为多见,可引起葡萄膜炎。

(一)病因和发病机制

病原体为一种黄疸出血性钩端螺旋体。葡萄膜炎的发病可能是由于血行病原体的感染,也可能是对病原体的超敏反应或由于毒素作用。

(二)临床表现

1.全身表现

主要症状为发热、肌肉疼痛,严重者有出血倾向、黄疸、肝肾衰竭;轻者仅为感冒症状,诊断困难。

2.眼部表现

眼部发病在全身急性症状出现的末期,更多见于全身症状消退后数周,多双眼,前后节发病,有不同类型。

(1)轻型前葡萄膜炎:此型多见。发病急,有轻度睫状充血,细小 KP 和前房浮游物,虹膜轻度充血及轻度后粘连,治疗效果良好。

(2)重度全葡萄膜炎:有急慢两种类型。急性者:大量细小 KP,前房大量纤维素性渗出,并可出现前房积脓,玻璃体混浊,视盘模糊不清,黄斑部水肿,周边视网膜血管旁有渗出。慢性者起病缓慢,有羊脂 KP,致密的虹膜后粘连和膜状玻璃体混浊,眼底看不清,发生脉络膜视网膜炎,黄斑部水肿,视网膜有渗出和出血,周边血管伴白线,常迁延不愈。

(3)后部葡萄膜炎:前节正常,后玻璃体混浊,视网膜水肿,有圆形不规则灰白色或灰黄色局限性渗出,视盘水肿。一般 1～3 个月恢复。

(三)诊断与鉴别诊断

1.诊断

注意全身病史。血清试验有补体结合试验和凝集试验,阳性率可持续数月至数年。并可从血、尿分离出病原体。

2.鉴别诊断

血清检查与 Lyme 病和梅毒鉴别。

(四)治疗

早期用大量青霉素治疗,病情严重者在抗病原体治疗后可考虑加用皮质激素治疗,以免眼组织遭受严重破坏。

六、Lyme 病性葡萄膜炎

本病是一种由蜱为媒介的螺旋体传染的多系统疾病。常侵犯皮肤、关节、神经、心脏以及眼组织,也可引起葡萄膜炎。因本病最初发现于美国的 Lyme 城,因而称 Lyme 病。

(一)病因和发病机制

本病是由蜱传染,蜱寄生于各种动物如鼠类、鸟类、家禽、猫、犬及牛、马、鹿等。螺旋体在蜱的中肠发育,人被蜱咬后可患病。1982 年 Burgdorferi 证明一种疏螺旋体是本病的病原体称为包柔螺旋体。

(二)临床表现

1.全身表现

全身表现分为 3 期。

(1)一期(感染期):早期有感冒症状。被蜱咬的皮肤形成红斑,逐渐变大,形成中心色浅,边缘略隆起环形红斑,可达 3~15 cm,称为游走性红斑(erythema migrans,EM),可持续 3~4 周。

(2)二期(扩散期):发生于感染症状后数天~数周,甚至数月,表示病原体扩散到全身。早期的 EM 消失又出现较小的慢性游走性红斑。可发生脑膜炎、末梢神经炎、脑神经麻痹,最多见者是面神经麻痹,也可出现心律不整、心悸、心动过速或过缓以及心包炎、心肌炎等。

(3)三期(晚期):发生于感染后数月~数年。主要改变是关节炎,是以膝关节为主的大关节,也可发现慢性或复发性单关节或小关节炎。其次皮肤表现为慢性萎缩性肢皮炎(acrodermatitis chronica atrophicans,ACA)。在四肢出现弥漫性红色浸润,最后吸收,遗留皮肤和皮下组织萎缩,皮肤变薄如纸,呈紫色萎缩斑。三期仍有神经、精神疾病,如多发硬化症样改变、脑脊髓炎、癫痫等以及记忆力减退、痴呆等症状。

2.眼部表现

各期表现不同。

(1)一期:滤泡性或出血性结膜炎最多见。

(2)二期:主要是葡萄膜炎,有各种类型。

前葡萄膜炎:为急性或肉芽肿性炎症。Winward(1980)报告 6 例眼 Lyme 病,其中 5 例为双眼肉芽肿性前葡萄膜炎,有羊脂样 KP 和虹膜结节。

非典型中间葡萄膜炎:玻璃体有雪球样混浊,并有一例平坦部有雪堤样渗出,但有虹膜后粘连与典型中间色素膜炎不同。

弥漫性脉络膜视网膜炎:有的病例伴有视网膜脱离,糖皮质激素治疗无效,Borrlia Burgdorferi(BB)抗体高,经用头孢霉素治疗,抗体下降,视网膜脱离消失;眼底可发生视网膜血管炎、视网膜出血。眼内炎严重者可发展为全眼球炎。也可发生视神经炎、视盘炎、视神经视网膜炎、视神经萎缩以及缺血性视盘病变等。

(3)三期:主要发生双眼实质性角膜炎,为多发病灶位于实质层不同水平,每片混浊边缘不整齐;有细小 KP,但前房炎症不明显。也可发生角膜实质层水肿和新生血管。角膜改变可能是机体对病原体的一种迟发变态反应。也可发生巩膜炎。

(三)诊断与鉴别诊断

1.诊断

根据流行病史和临床表现如蜱咬、皮肤红斑等;做 BB 抗体的检测;并全面检查除外其他原因的葡萄膜炎。以及试验性抗生素治疗等。

2.鉴别诊断

(1)非肉芽肿性前葡萄膜炎:特别是伴有关节炎者,应根据化验检查区别。

(2)肉芽肿性葡萄膜炎:如结核、结节病以及中间葡萄膜炎应当给予鉴别。

(3)表现弥漫性脉络膜视网膜炎者应当与 VKH 区别。前者对皮质激素治疗无效,后者有效。原田氏病早期眼底出现散在的小"视网膜脱离斑"。

(四)治疗

有全身病或葡萄膜炎者应当用大量青霉素静脉滴注 1 000 万单位每天 2 次。最好用第三代头孢菌素如头孢三嗪或头孢氨噻肟等,每次 1.0 g,每天 2 次静脉滴注,2 周为 1 个疗程。全身不要用糖皮质激素,前节炎症可局部点眼并加用抗生素。

七、疱疹病毒性葡萄膜炎

多种病毒可引起葡萄膜炎,以疱疹性葡萄膜炎为多见,主要有两类。

(一)单纯疱疹性葡萄膜炎

1.病因和发病机制

本病多由单纯疱疹病毒(HSV)1 型引起,多表现为前葡萄膜炎,是病毒对虹膜和睫状体的直接感染,可从患者房水内分离出病毒,但有些病例未发现病毒,可能是机体对病毒的超敏反应。

2.临床表现

有各种类型,角膜与虹膜同时受累者多见。

（1）疱疹性角膜-虹膜睫状体炎：轻重不同。轻者为一过性炎症反应，多发生于树枝状角膜炎，前房少许浮游物，易被忽视。炎症随角膜病的好转而消失。重者多发生于慢性疱疹性角膜溃疡或盘状角膜炎。KP多位于盘状角膜病变的后壁。容易引起虹膜后粘连和继发性青光眼。炎症持续时间较长，愈后易复发。

（2）疱疹性虹膜睫状体炎：可能是由于葡萄膜本身的病毒感染。常表现为出血性前葡萄膜炎，伴有轻微角膜病变或仅有后弹力膜炎，也有虹膜炎先于角膜炎者。发病急，眼剧痛，房水闪光阳性和前房积血；往往有羊脂样KP和虹膜结节，易形成虹膜后粘连。常发生虹膜实质萎缩，遗留白斑。

（3）疱疹性视网膜脉络膜炎：较少见，多发生于新生儿，是由疱疹病毒Ⅱ型引起。患儿母亲患有疱疹性子宫颈炎，出生时经产道感染，开始有皮肤改变，很快血液播散，引起脉络膜视网膜水肿和黄白色小病灶，多位于后极部，愈后病变消失或遗留少许萎缩瘢痕。

（二）带状疱疹性葡萄膜炎

1.病因和发病机制

本病为水痘-带状疱疹病毒侵犯三叉神经眼支所致，是由病毒直接感染，并有免疫因素，由于免疫复合物沉着于虹膜血管壁，引起闭塞性血管炎，使组织缺血，形成局限性虹膜萎缩。本病多发生于免疫功能低下者如年老体弱以及艾滋病患者。

2.临床表现

眼带状疱疹常伴有角膜炎表现为点状上皮性角膜炎或小水泡融合形成伪树枝状角膜炎。当角膜炎时常有一过性虹膜炎。严重性前葡萄膜炎有两种类型。

（1）弥漫性渗出性虹膜睫状体炎：发病隐匿易发生虹膜后粘连。偶有前房积脓或有血液，可发生顽固性青光眼，愈后遗留虹膜萎缩斑。

（2）局限性炎症虹膜出现疱疹，往往伴有前房积血，多有色素性大KP，眼剧痛，数月始愈，遗留虹膜萎缩性白斑。

（3）脉络膜视网膜炎很少见，表现为多发性脉络膜炎，可伴有视网膜血管炎、血管周围炎，并可发生视神经炎、视神经萎缩以及视网膜脱离。本病可见于白血病、化疗和艾滋病患者。

3.诊断与鉴别诊断

诊断根据病史和临床表现。

鉴别诊断：伴有糖尿病的前葡萄膜炎也常伴有前房积血。其他原因的前葡萄膜炎无角膜病变。

4.治疗

(1)一般按疱疹性角膜炎和葡萄膜炎治疗。

(2)如果合并深层角膜炎可用低浓度的糖皮质激素滴眼剂,同时用抗病毒药物。

(3)病情严重者可口服阿昔洛韦 200~400 mg,每天 5 次,其主要不良反应是影响肾功能。

八、桐泽型葡萄膜炎(急性视网膜坏死)

本病是浦山 1971 年首先报告的。为严重葡萄膜炎伴有视网膜血管炎和视网膜坏死,最后视网膜脱离称为桐泽型葡萄膜炎,以后又称急性视网膜坏死(acute retinal necrosis,ARN)。

(一)病因和发病机制

本病与疱疹病毒感染有关,开始发现眼内有疱疹 DNA 病毒或疱疹病毒颗粒,现已由眼组织培养出单纯疱疹病毒(HSV)1 型或水痘-带状疱疹病毒(VZV),继而由于发生免疫复合物性病变引起视网膜血管炎而使病情恶化,导致一系列临床改变。

(二)临床表现

1.急性期(早期)

(1)前节炎症:突然发病,视力减退,先出现前节炎症,中等睫状充血,多为细小 KP,少数病例有羊脂样 KP,前房大量浮游物,瞳孔缘有时出现灰白色结节。

(2)后节炎症:玻璃体有较多尘埃样混浊。眼底首先出现视网膜血管炎,动脉变细伴白鞘,严重者仅见动脉主干,小分支闭塞消失,特别是周边部,或动脉壁散在黄白色浸润点,呈节段状;视网膜静脉扩张。继而眼底周边部出现散在的灰白色或白色混浊,很快融合成大片灰白色渗出。这种灰白色病变有时先出现在中周部。1~2 周后周边部浓厚混浊从周边部呈伪足样向后极进展,严重者全周边部受侵犯,在视网膜炎的高峰期有时可出现暂时性渗出性视网膜脱离。本病可发生视盘炎或后极部有边界较清楚的视神经视网膜炎呈弓形与中心旁神经纤维束走行一致。由于视神经病变或动脉栓塞,视力可突然下降。

2.缓解期

发病 20~30 天后自觉症状好转,前节炎症减轻,视网膜血管浸润逐渐消退,往往遗留变细的动脉;视网膜灰白病变逐渐吸收,视盘色变浅。但玻璃体混浊加重。

3.晚期

发病 1.5~3 个月后眼底周边部视网膜萎缩变薄,在其边缘部常发生多发裂孔,突然视网膜脱离,甚至全脱离,视力完全丧失。

(三)诊断与鉴别诊断

1.诊断

根据临床表现,发病急,周边部大片灰白色渗出;动脉壁有黄白色浸润,动脉变细闭塞,玻璃体高度混浊,晚期视网膜脱离。并应注意疱疹病毒感染史。也可查房水的 HSV 和 VZV 抗体。

2.鉴别诊断

(1)Behcet 病:也可发生闭塞性视网膜血管炎,但不易发生视网膜脱离,并有特殊全身改变。

(2)局限性中间葡萄膜炎:周边部可发生灰白色大片雪堤状渗出,但无高度玻璃体混浊。

(四)治疗

1.药物治疗

(1)抗病毒治疗:主要用阿昔洛韦静脉注射 7.5～10 mg/kg 每天 3 次,或每 8 小时 5～10 mg/kg 静脉滴注 1～2 周,活动病变控制后改为口服 200～400 mg 每天 5 次持续用药 4～6 周。球旁注射阿糖胞苷(0.2%),每次 0.3～0.5 mL,并可肌内注射聚肌胞隔天一次。

(2)抗凝治疗:肠溶阿司匹林 40 mg 或 125 mg,每天 1～2 次。

(3)糖皮质激素:早用无益,最好在抗病毒治疗后视网膜炎开始消退时,眼周围注射或每早口服强的松 30～40 mg,以减轻玻璃体炎症反应。

2.手术治疗

(1)激光治疗:为预防视网膜脱离,最好在坏死炎症开始吸收玻璃体混浊有所减轻时,从后极部到坏死区做 360°光凝。

(2)玻璃体切除术:严重玻璃体混浊,视网膜玻璃体有牵引者应考虑此手术。又有人提出在视网膜光凝或玻璃体切除的同时向眼内注入阿昔洛韦 10～40 μg/mL。

(3)视网膜脱离手术:对已发生视网膜脱离者,一般做巩膜环扎术或同时做玻璃体切割,有人强调用玻璃体切除和气体交换术加光凝,不做巩膜缩短术也较有效。

九、弓形虫病性葡萄膜炎

(一)病因和发病机制

弓形虫病是由弓形原虫感染所致。弓形虫病是一种人畜共患的寄生虫病,猫科动物是重要的终宿主和传染源,传染径路是从动物到人,经口、呼吸道和皮肤或通过胎盘罹病。我国人群血清检查阳性率为 $4\%\sim30\%$,多为隐性感染。眼及神经组织易受侵犯。为视网膜脉络膜炎多见的病因。国外发病率高,占肉芽肿性葡萄膜炎的 $16\%\sim27\%$。我国也有典型病例报告。成年人弓形虫病性葡萄膜炎多是先天感染,生后发病。发病年龄为 $11\sim40$ 岁。再发有多种机制,如寄生在视网膜内原虫包囊破裂增殖;对包囊内容物或组织破坏物的蛋白过敏或带病原体的细胞进入附近眼组织等。

(二)临床表现

1.先天性弓形虫病

先天性弓形虫病是由胎内感染,如果发生在妊娠早期,胎儿容易死亡或流产;发生在妊娠晚期可发生全身性疾病如新生儿黄疸、肝脾大、肺炎及贫血等。更常侵犯中枢神经系统出现各种神经症如脑水肿、脑钙化等。$80\%\sim90\%$ 病例伴有眼部病变视网膜脉络膜炎。也可能只有眼底病变,或出生后眼底正常,数年后发生改变。

眼底表现为局限性肉芽肿性坏死性视网膜脉络膜炎。多位于黄斑区或视盘附近或沿大血管分布,病灶大小不同为 $1\sim5PD$,活动病灶呈青白色或灰黄色,伴有视网膜水肿和出血。再发病灶常在陈旧病灶附近,形成所谓卫星状病灶。玻璃体有点状灰白色混浊,病灶附近更致密。常有视网膜血管炎或节段性视网膜动脉周围炎和前葡萄膜炎,反应严重者可发生羊脂样 KP,虹膜后粘连。但只有虹膜炎没有后节病变者不宜诊为弓形虫病性葡萄膜炎。

2.后天弓形虫病

后天感染是由于摄取猫粪内的卵囊或含有寄生虫未煮熟的肉。在免疫功能良好者往往不出现症状。严重者出现发热、淋巴结肿大、肌痛、头痛等。后天者很少侵犯神经和眼。但近年来因广泛使用免疫抑制剂以及艾滋病患者增加,此种眼病也在增加,也表现为局限性视网膜脉络膜炎。

(三)诊断与鉴别诊断

1.诊断

根据眼底病变的特点和血清学检查如间接免疫荧光抗体试验、染色试验、血凝试验以及皮肤试验等。

2.鉴别诊断

(1)脉络膜结核瘤:黄白色大片病灶,但 OT 试验为阳性,弓形虫血清检查为阴性。

（2）巨细胞病毒感染：也易发生于免疫功能低下者，特别是艾滋病患者，眼底表现为黄白色局限性视网膜坏死，附近视网膜血管有白鞘，陈旧病变有色素增生。根据补体结合试验和患者的体液、尿液检查等与弓形虫病区别。

（四）治疗

主要是抗弓形虫治疗，如果中心视力明显受累，可用乙胺嘧啶，开始每天75 mg，2天后每天25 mg并联合用三磺，首量每次2 g，以后改为每次1 g每天4次共用4周。每周查白细胞和血小板，如果两者下降则服叶酸5 mg，每天3次或每周肌内注射叶酸2次，每次1 mL。也可口服乙酰螺旋霉素300 mg，每天4次，并联合用三磺，6周为1个疗程。炎症反应强烈时在抗弓形虫治疗2周后可加用泼尼松60 mg每天晨1次，一周后改为隔天晨60 mg，根据病情减量。

第四节　非感染性葡萄膜炎

此类葡萄膜炎没有显示感染因素，但多有免疫异常表现，有些常伴有全身性疾病，主要者如下。

一、Fuchs 虹膜异色性虹膜睫状体炎

Fuchs 虹膜异色虹膜睫状体炎（Fuchs heterochronic iridocyclitis，FHI）临床上并非少见。占葡萄膜炎 3％～11％。Fuchs（1906）首先提出本病的特点是虹膜异色、白色 KP 和并发性白内障。

（一）病因和发病机制

原因不明。近年来根据免疫学和组织病理学的研究多认为本病是一种免疫性炎症反应，病理表现为单核细胞浸润，其中浆细胞较多，并发现患者血清和前房水内有免疫复合物，表明在虹膜血管壁上有免疫复合物沉着。可能因此引起虹膜实质小血管血栓、闭塞而发生新生血管以及一切临床表现，荧光虹膜血管造影也证实。

（二）临床表现

本病多发生于青壮年，男多于女，多单眼发病。无自觉症状，病程缓慢，很多患者在出现白内障、视力减退时才发现有病，表现如下。

（1）睫状充血很轻或无。KP 为灰白中等大小、圆形、无色素、边界清楚，不融

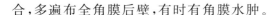

合,多遍布全角膜后壁,有时有角膜水肿。

(2)轻度前房内光和浮游物,前房角是开放的,但组织结构不清,常有放射状和环形细小血管,这可能是发生青光眼的原因。当前房穿刺时常引起穿刺部位的对侧有细条状出血流向前房,形成小的前房积血,数小时内吸收,称此为Amsler征是本病的特点。这是由于穿刺时前房压力突变使对侧脆弱的小血管受压而破裂。

(3)患眼虹膜色浅,是由于虹膜实质萎缩,色素减少;虹膜后面色素斑状消失呈蛀状或筛样改变,虹膜萎缩,表面可见细小血管。瞳孔缘色素层缺损或完全消失,从不发生虹膜后粘连。瞳孔可变大或形不整,对光反应迟钝,这是由于瞳括约肌萎缩所致。

(4)本病90%患者发生并发性白内障,是由后囊下开始混浊,发展迅速,很快成熟,手术摘除不困难,但有时发生并发症,如新生血管性青光眼,虹膜前粘连等。前玻璃体有少量尘埃状混浊。

(5)20%~50%患者发生青光眼为开角型,治疗困难。是由于小梁硬化、小梁内腔闭锁以及房角纤维血管膜形成所致。青光眼常是间歇性或亚急性以后变为慢性。青光眼有时发生于白内障手术后。这可能是由于排水管已不正常,再加上手术影响而加剧。药物治疗无效时可考虑滤过手术治疗。

(三)诊断与鉴别诊断

1.诊断

主要根据临床表现。

2.鉴别诊断

(1)慢性虹膜睫状体炎:有弥漫性虹膜萎缩,但KP有色素,易发生虹膜后粘连。

(2)单纯性虹膜异色症:为虹膜发育异常的遗传性改变,无炎症表现。

(3)继发性虹膜异色:是由于其他眼病如虹膜炎症引起的虹膜萎缩,血管新生;弥漫性虹膜肿瘤等所引起的一眼虹膜组织变色。

(4)神经性虹膜异色症:这是由于交感神经疾病所引起的虹膜色素脱失,动物实验证明颈上交感神经节切除可引起虹膜异色,但无炎症表现。

(四)治疗

无特殊疗法,糖皮质激素治疗不能改变疾病过程。重要的是及时发现青光眼及时治疗;白内障成熟后手术摘除,预后良好。也可以做人工晶体植入手术。

二、晶状体诱发性葡萄膜炎

本病多发生于白内障囊外摘除或晶状体损伤以后,并常见于过熟期白内障。此类疾病以往分为 3 类,即晶状体过敏性眼内炎,晶状体毒性葡萄膜炎和晶状体溶解性青光眼。实际晶状体毒性葡萄膜炎是晶状体过敏性眼内炎的轻型,现称为晶状体性葡萄膜炎,三者总称为晶状体诱发性葡萄膜炎。

(一)病因和发病机制

晶状体有可溶性蛋白和非可溶性蛋白,前者占总蛋白的 90%,可溶性蛋白主要有 α、β、γ,α 抗原性最强,是诱发本病的重要抗原。正常人对房水内少量晶状体蛋白有耐受性,当大量晶状体蛋白进入房水内,耐受性被破坏,T 细胞对 B 细胞的抑制作用减少,而使 B 细胞产生抗晶状体蛋白抗体增加。大量抗体与晶状体蛋白抗原结合,在补体参与下形成免疫复合物,往往沉着于葡萄膜血管而引起 Arthus 型炎症反应。现已证明实验性晶状体诱发性眼内炎与人晶状体过敏性眼内炎相似,并证明实验性晶状体眼内炎可以血清被动转移;荧光免疫法证明受损伤的晶状体内有 IgA 和 C_3,并且用眼镜蛇毒因子减少 C_3 可防止发生实验性晶状体性葡萄膜炎,更进一步证明本病是免疫复合物型自身免疫性疾病。本病炎症轻重不同,有不同的组织病理改变,主要有 3 种类型。

1.晶状体过敏性眼内炎

当疾病晚期在晶状体附近形成肉芽肿,表现为 4 种炎症反应环围绕晶状体皮质:最靠近晶状体皮质有一肉芽肿性反应带,含有大单核细胞,有类上皮细胞、多核巨细胞和巨细胞;在此环的外边是一纤维血管带;再其次是浆细胞环;最外层是淋巴细胞围绕。其附近的虹膜和睫状体表现为非肉芽肿性炎症。

2.巨噬细胞反应

此型最为多见,可发生于所有晶状体损伤的病例。其特点是巨噬细胞集聚在晶状体囊皮破溃部位,常见有异物型的巨细胞。虹膜和睫状体前部有淋巴细胞、浆细胞和巨噬细胞轻度浸润。

3.肉芽肿性晶状体性葡萄膜炎

在葡萄膜组织内有肉芽肿性炎症。

晶状体溶解性青光眼是由晶状体皮质溶解所引起的继发性开角型青光眼,常伴发于晶状体过敏性眼内炎,多见于过熟性白内障。晶状体皮质漏入前房引起巨噬细胞反应,吞噬渗漏到前房的晶状体皮质或 Morgangnian 液体而变膨胀,这些细胞加上晶状体碎屑阻塞小梁网而引起眼压升高。

（二）临床表现

1.晶状体过敏性眼内炎

此型是免疫复合物 Arthus 型引起的炎症反应,临床症状明显,眼痛、视力高度减退,甚至光感不确。眼睑、结膜、角膜水肿,羊脂样 KP,前房水混浊,可有前房积脓,广泛虹膜后粘连,往往发生青光眼,如不及时手术摘除晶状体,最终导致眼球萎缩。

2.晶状体性葡萄膜炎

此型相当于晶状体毒性葡萄膜炎,有很多名称,如晶状体抗原性葡萄膜炎、巨细胞反应。发生于外伤或晶状体囊外摘除 2 小时~2 周以后;可发生于各种白内障,此型最为多见,多表现为轻度非肉芽肿性前葡萄膜炎。有 3 型:①自发性晶状体性前葡萄膜炎,本病无明显发病原因,无外伤史,但发病前都有晶状体混浊,包括并发性白内障。炎症为慢性,轻度充血或不充血,细小 KP,前房闪光弱阳性,白内障摘除后炎症消失。②白内障摘除术后晶状体性前葡萄膜炎,一般在术后 2~3 天出现 KP,数量不多,随着残留晶状体皮质的吸收,炎症逐渐消失。③外伤性晶状体前葡萄膜炎,多为轻度炎症。

3.晶状体溶解性青光眼

常发生于过熟期白内障或行过针拨术的手术眼。多为急性发作,眼压突然升高。明显睫状充血,角膜水肿,房水闪光阳性,轻度炎症反应,房角开放,有时前房有雪花状小白点漂浮,角膜后壁、前房角、虹膜及晶状体表面有小白点或者有彩色反光小点。这是含有蛋白颗粒的吞噬细胞。瞳孔轻度或中等开大,虹膜无后粘连,对光反应迟钝。

（三）诊断与鉴别诊断

1.诊断

主要根据病史和临床表现。在前房穿刺时,可见房水内嗜酸性粒细胞增多,占炎症细胞的 30% 以上。晶状体溶解性青光眼的房水内含有吞噬晶状体皮质的巨噬细胞。关于晶状体蛋白的皮试意义不大,正常人也可阳性。

2.鉴别诊断

（1）伤后晶状体性葡萄膜炎的鉴别诊断。①交感性眼炎:当外伤眼的对侧眼有白内障发生晶状体性葡萄膜炎需与交感性眼炎区别,后者为全葡萄膜炎,当非外伤眼发炎时外伤眼也明显发炎,如果对侧眼是晶状体性葡萄膜炎,外伤眼是无炎症表现。②术后或伤后感染:发病急,刺激症状突然加重,前房炎症反应明显。

（2）晶状体溶解性青光眼的鉴别诊断:①急性闭角型青光眼,虽有白内障但有色素性 KP,前房浅,房角关闭,瞳孔开大。②白内障肿胀期青光眼,前房浅,无炎症。

(四)治疗

为预防晶状体诱发性葡萄膜炎,成熟的白内障应及时摘除,以免后患;提高手术技术尽力不遗留晶状体皮质。一旦确认为本病尽早摘除白内障或残留皮质;如果晶状体已大部分摘除可保守对症治疗。按一般葡萄膜炎治疗,并用糖皮质激素。溶解性青光眼在控制眼压后立刻做晶状体摘除,即使光感不确定也应手术。

三、交感性眼炎

交感性眼炎是眼球穿通伤后引起的双眼弥漫性非坏死性肉芽肿性葡萄膜炎。受伤眼称刺激眼,未受伤眼称交感眼。病情严重未及时进行有效的治疗,会导致双眼失明。

(一)病因和发病机制

本病多发生于眼球穿通伤和内眼手术后,外伤多于内眼手术,手术中以白内障手术更为多见,特别是伤口愈合不良或伤口有组织嵌顿以及眼内有异物者更易发生。另外角膜溃疡穿孔、化学烧伤以及眼内坏死性肿瘤都可发生交感性眼炎。外伤和交感性眼炎发生的时间间隔最短者9天,最长者60年。65%发生在受伤后2个月以内,90%发生在1年以内,最危险的时间是受伤后4~8周。早期摘除失明的外伤眼可防止健眼发病。

发病机制不明。现认为其发病与免疫因素有关。病毒在激惹免疫方面可能起佐剂作用。眼球穿通伤提供眼内抗原到达局部淋巴结(结膜)的机会,使眼内组织抗原能接触淋巴系统而引起自身免疫反应。实验证明交感性眼炎患者对眼组织抗原特别是 S-抗原的细胞免疫反应为阳性。近年来特别强调色素细胞抗原的重要性。并发现本病患者 HLA-A11 阳性率高;有 HLA-A11 者比无 HLA-A11 者外伤后发生交感性眼炎的危险性更大。并发现 HLA-DR 阳性率也高于正常组。

组织病理表现为双眼全葡萄膜组织浸润。开始以色素细胞为中心淋巴细胞为主的细胞浸润,首先发生在静脉壁,以后出现以类上皮细胞、巨细胞、浆细胞为中心,周围为淋巴细胞的结节形成非坏死性慢性肉芽肿性病变,并可在视网膜色素上皮和玻璃膜之间形成类上皮细胞和淋巴细胞团呈局限性结节状小突起称为Dalen-Fuchs 结节。晚期色素细胞脱失形成晚霞样眼底。

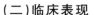

（二）临床表现

1.刺激眼的临床表现

眼球穿通伤后未能迅速恢复正常，而持续有慢性炎症并有刺激症状，逐渐加重，出现羊脂 KP、房水混浊、虹膜发暗有结节，这时详细检查健眼，往往有炎症表现。

2.交感眼的临床表现

最初自觉症状轻，往往先出现调节近点延长，晶状体后间隙出现炎症反应。炎症明显时才有轻度睫状充血、细小 KP 和房水混浊。随着病情的进展出现成形性虹膜睫状体炎。炎症状加重，虹膜变厚、色暗、纹理不清，可见羊脂状 KP 和虹膜结节，虹膜后粘连，病情发展可发生各种严重并发症。有时病变先由后部开始，眼底周边部有黄白点，如同玻璃疣样改变，是相当于 Dalen-Fuchs 结节的病变，并有色素紊乱或先出现视盘充血水肿及视神经炎。有时视网膜下水肿，尤其黄斑部，严重者可引起视网膜脱离，炎症并向前发展，可发生严重的虹膜睫状体炎。

少数病例发生全身症状，如白发、白眉、白癜风以及脑膜刺激症状和听力障碍。

（三）诊断与鉴别诊断

1.诊断

（1）临床诊断：有眼球穿通伤或内眼手术史及双眼炎症反应。

（2）病理诊断：把完全失明眼球摘除不仅可预防交感性眼炎的发生，并可做病理组织学检查，进一步确诊。

2.鉴别诊断

（1）交感性刺激：为一眼有外伤，另眼有刺激症状如畏光、流泪、眼睑痉挛等。排除原发刺激，交感刺激即消失。

（2）晶状体性葡萄膜炎：双眼白内障，一眼手术后另眼发生炎症反应，其鉴别是手术眼无炎症。

（3）与 VKH 临床症状相似，但无眼外伤史。

（四）治疗

1.外伤眼处理

眼外伤后应积极治疗，使其早日治愈。如视力已完全丧失应早期摘除。如已发生交感性眼炎，对无视力的刺激眼也应摘除。如尚有恢复视力的可能应积极抢救双眼。

2.交感性眼炎的治疗

按一般葡萄膜炎治疗和广谱抗生素。全身应用大量糖皮质激素,每早口服泼尼松 60～100 mg,根据病情逐渐减药改为隔天给药法。炎症消退后应继续用维持量数月。糖皮质激素治疗无效或不能继续应用者可用免疫抑制剂如环磷酰胺或瘤可宁等。近年来有人报道应用环孢素 A,效果较好。

四、中间葡萄膜炎

中间葡萄膜炎又称周边葡萄膜炎或平坦炎。主要侵犯睫状体的平坦部和眼底周边,常伴有视网膜血管炎,可引起各种并发症,严重影响视力,为比较常见的慢性葡萄膜炎。在我国占特殊类型葡萄膜炎的第三位,在美国加州占第一位。

(一)病因和发病机制

原因不明。可能与免疫因素有关。如本病患者对链球菌和常见的病毒有超敏反应;本病可伴发于多发硬化症患者,抗神经节糖苷抗体增加,并发现本病患者 60％以上循环免疫复合物增加,其程度与疾病活动一致。因此,认为睫状体与肾小球一样容易发生免疫复合物疾病。

炎症主要在睫状体和血管周围,表现为视网膜静脉炎和静脉周围炎和玻璃体底部有纤维胶质增生。视网膜静脉、毛细血管和小动脉功能不良也可解释本病常发生视网膜水肿和视盘水肿。

(二)临床表现

多为双眼,不分性别,好发于青壮年。早期症状轻,多主诉眼前有黑点,有时眼球酸痛,视力疲劳。视力减退是由于玻璃体混浊、黄斑水肿以及并发性白内障。

1.眼部表现

(1)眼前部改变:一般球结膜不充血,无 KP 或少量中、小 KP,也可有羊脂状 KP,仅有少许浮游物,闪光弱阳性,但晶状体后间隙闪光和浮游物明显。前房角有胶样灰色、灰黄色渗出,有时前节正常,也可见这种改变,因此,容易发生虹膜前粘连。虹膜一般没有改变,但常有并发性白内障。

(2)眼底改变:视网膜周边部有两种渗出:一为弥漫型较多见,早期锯齿缘附近有小渗出以后可见于平坦部和眼底周边部,这种软性小渗出瘢痕化以后形成有色素的小病灶;另一种为局限性病灶,为大片渗出多在眼底下方形成雪堤状常有新生血管。并伴有周边部视网膜血管炎和静脉周围炎、静脉迂曲扩张或变细或伴白线;严重者病变由周边部向后极部扩展,引起进行性血管闭锁,并常有黄斑部和视盘水肿,玻璃体明显混浊,活动期呈尘埃状;晚期形成索条状或膜状在

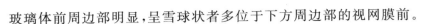

玻璃体前周边部明显,呈雪球状者多位于下方周边部的视网膜前。

2.临床类型

(1)根据炎症表现分为弥漫性和局限性,前者为最多见,预后良好。

(2)根据炎症程度分为 3 种。①轻型:无 KP,轻度或无房水闪光和细胞,晶状体后间隙和前玻璃体有少许浮游物。②中度型:往往无 KP,房水闪光阳性,少许浮游细胞,晶状体后间隙和前玻璃体有明显浮游物,眼底后极中等度水肿,平坦部下方有渗出物。③严重型:有少量或中度灰白色 KP 或少量羊脂状 KP,轻度或中等度房水闪光和浮游物,周边部血管改变,并可有局限性雪堤状渗出。

(3)根据临床最后过程有五种改变:①良性型,预后良好,数月后周边部渗出消失,仅遗留少许小萎缩斑或少许虹膜前粘连。②继发性脉络膜和/或视网膜脱离型,由于渗出引起周边部脉络膜脱离或伴有视网膜脱离,皮质激素治疗有效,炎症消退视网膜复位。③睫状膜形成型,为恶性进行性病变。在锯齿缘有大量灰黄色渗出,数月后在渗出膜内有来自睫状体的新生血管,逐渐进展,侵入晶状体赤道部及其后部形成睫状膜,牵引视网膜脱离或引起晶状体虹膜隔前移,使房角关闭而引起继发性青光眼。④视网膜血管进行性闭锁型,视网膜血管炎由周边部开始向视盘进展,静脉周围鞘非常致密以致看不见血柱。晚期小动脉闭塞,出现视神经萎缩,视力逐渐丧失。⑤慢性迁延型,周边部病灶此起彼伏,长期不愈,玻璃体形成大量机化膜,最后引起严重并发症,高度影响视力,甚至失明。

(三)诊断与鉴别诊断

1.诊断

患者常主诉眼前有黑点,前节炎症轻,但晶状体后间隙和前玻璃体混浊明显。三面镜检查可见周边部和平坦部病变。

2.鉴别诊断

(1)前葡萄膜炎:自觉症状和前部炎症明显。

(2)Kirisawa 型葡萄膜炎:周边部也可有大片渗出,但发病急,玻璃体混浊明显。

(3)结节病:也可表现为慢性中间葡萄膜炎伴有视网膜血管炎,但有全身特殊改变。

(4)Behcet 病:早期表现周边部视网膜血管炎和玻璃体混浊,但常有特殊的黏膜、皮肤改变。

(四)治疗

大部分病例是良性过程,不需要特殊治疗。病情稍重或黄斑水肿者可每周或隔周球旁注射泼尼松龙；少数严重病例可隔天口服泼尼松，但不宜长期应用，对皮质激素治疗无效者可考虑用免疫抑制剂，也可进行光凝或冷凝疗法。

五、伴有关节炎的葡萄膜炎

多年来都认为前葡萄膜炎与风湿病性关节炎和结缔组织病有关。目前已明确二者不是因果关系，而是同一性质疾病与免疫有关。发生葡萄膜炎的关节炎主要有以下几种。

(一)临床表现

1.强直性脊柱炎

强直性脊柱炎(ankylosing spondilitis,AS)是慢性进行性关节炎。主要侵犯骶髂关节和脊柱。25%患者可发生前葡萄膜炎，男性多于女性，青壮年发病。关节炎多发生于眼病以前。有家族史，伴有前葡萄膜炎的 AS 患者中 90% HLA-B_{27}为阳性，HLD-DR4 阳性率也高。

临床上 50%患者无症状。主要症状有腰背疼，特别是早晨起床后腰背有强直感，重者腰椎前后运动受限，常引起脊柱变形。眼部常表现为复发性非肉芽肿性前葡萄膜炎。严重者有纤维素性渗出和前房积脓。虽然 3～6 周炎症消退，但反复发作可引起虹膜后粘连、继发性青光眼和并发性白内障等。

2.青年类风湿关节炎

青年类风湿关节炎(juvenilerheumatoid arthritis,JRA)是儿童慢性进行性疾病，多发生于 16 岁以下，最多见于 2～4 岁，一般病程为5～6 年，20%～40%患儿抗核抗体(ANA)是阳性。近年来发现本病患者 HLA-DR5 阳性高。

全身表现有 3 种类型。

(1)急性毒性型(Still 病)：20%患者在发病前有高热，并伴有淋巴结和肝脾大。发病时轻微关节痛。此型很少发生前葡萄膜炎。

(2)多关节型：全身所见不多，多关节受累，以膝关节多见，腕关节和踝关节次之。此型 7%～14%可发生前葡萄膜炎。

(3)单关节或少关节型：常累及膝关节，其次是髋关节和足跟。此型 78%～91%发生前葡萄膜炎，女孩比男孩多 4 倍。眼病主要有两型：一种为慢性非肉芽肿性前葡萄膜炎，多见于女孩伴有少关节型关节炎。刺激症状轻，眼不红不痛，常发生角膜带状混浊和并发性白内障。由于视力减退，才发现有眼病。另一种是急性非肉芽肿性前葡萄膜炎，多见于男孩，伴多关节型葡萄膜炎，某些患者 HLA-B_{27}阳性。

3.Reiter 综合征

本征包括非特异性尿道炎,多发性关节炎和急性结膜炎,并可发生前葡萄膜炎。HLA-B$_{27}$阳性率也高。一般先出现尿道炎,然后出现关节炎和眼病。尿道炎为黏液性或黏液脓性无菌性脓尿和血尿。关节炎多侵犯大关节。结膜炎有黏液脓性分泌物,结膜充血,乳头增生,可持续 2～6 周。8％～40％可发生前葡萄膜炎,为双眼非肉芽肿性炎症,严重者有大量纤维素性渗出和前房积脓。

4.类风湿关节炎

类风湿关节炎(rheumatoidarthritis,RA)为最多见的慢性病。在患者血液和滑膜液内可发现抗 IgG 和 IgM 抗体,称为类风湿因子(RF),本病患者常伴有细胞免疫缺陷。本病女性发病高于男性,很少发生于儿童。全身症状有发热、体重减少等。多关节受累,多是对称性。首先侵犯末梢关节,特别是指骨小关节,最后骨关节变形。常引起风湿性心脏病。本病可侵犯结膜、角膜、巩膜、房水排出管以及葡萄膜炎。葡萄膜炎比巩膜炎少见,多表现为非肉芽肿性前葡萄膜炎。

5.银屑病(牛皮癣)性关节炎

银屑病性关节炎是慢性复发性皮肤病,在病变部位表现带有银灰色鳞屑的丘疹性病变。本病可伴有关节炎和前葡萄膜炎。在银屑病患者中很少有前葡萄膜炎,但伴有关节炎的银屑病患者发生前葡萄膜炎,表现为轻度或严重的急性炎症,并常伴有角膜缘内的周边角膜浸润和结膜炎。

6.炎症性肠道性疾病

这包括溃疡性结肠炎和回肠结肠炎,两者都可发生关节炎和葡萄膜炎,往往伴有 HLA-B$_{27}$阳性。都有胃肠道症状。

(1)溃疡性结肠炎:为非特异性反复发作性肠炎,女性多于男性,20％以上患者有关节炎,为游走性单关节炎,也可发生骶髂关节炎和强直性脊柱炎。起病急、发热,每天排脓血便 10 余次。0.5％～12％发生双侧非肉芽肿性前葡萄膜炎,反复发作,伴有骶髂关节炎者更易发生前葡萄膜炎;伴有肠道症状和关节炎者多为慢性过程,反复再犯。

(2)肉芽肿性回肠结肠炎(granulomatous ileocelitis,Crohn 病):本病是多灶性非干酪化的肉芽肿性慢性复发性肠炎。急性发作者颇似急性阑尾炎的腹痛;慢性者有腹痛、腹泻,逐渐肠栓塞症状。也可发生关节炎,多为强直性脊柱炎。大约 5％有各种眼病,结膜炎、前葡萄膜炎最为多见。多为非肉芽肿性前葡萄膜炎,有急性和慢性过程。肠道疾病发作时前葡萄膜炎加重,也可发生脉络膜炎、视神经视网膜炎和视网膜血管炎。

（二）诊断与鉴别诊断

根据临床表现如不同关节炎的表现皮肤和肠道症状，并结合化验检查如血沉、抗"O"RF、ANA、CRP 和 X 线检查，特别注意膝关节和骶髂关节和四肢关节。因为关节炎往往先于葡萄膜炎，为了早期发现眼病，对关节炎患者特别是JRA 应追踪观察，多发性关节炎应半年进行一次眼部检查；少关节炎患者发生葡萄膜炎的危险性更大，应 3 个月检查一次，并应随访 7 年以上。

（三）治疗

按前葡萄膜炎治疗，充分活动瞳孔，防止虹膜后粘连。儿童不宜长期用阿托品以防睫状肌麻痹而引起弱视。儿童慎用或不用阿司匹林以防引起不良反应。一般可服用布洛芬并可请有关科室会诊，协助治疗。

六、Vogt-小柳-原田病

本病为双眼弥漫性渗出性葡萄膜炎，伴有毛发、皮肤改变和脑膜刺激症状，因而又称为葡萄膜-脑膜炎。最初是 Vogt（1905）和 Koyanagi（小柳，1914）先后报道的，以前节炎症为主称 Vogt-Koyanagi（VK）病。以后 Harada（原田，1929）报道类似的眼病，是以后节炎症为主，往往发生视网膜脱离，称为 Harada 病。二者总称为 Vogt-Koyanagi-Harada（VKH）综合征或小柳-原田病。

（一）病因和发病机制

本病原因不明。根据临床急性发病，多伴有流感样症状，可能与病毒感染有关，但病毒培养为阴性。现认为本病是自身免疫性疾病，患者对眼组织抗原有细胞免疫和体液免疫反应，并发现患者血液内存在抗 S-抗原抗体和抗神经节糖苷抗体。近年来强调色素细胞的重要性，它既是抗原又是靶细胞，又发现本病患者HLA-B$_{w54}$ 和 HLA-DR$_1$、DR$_2$ 比正常组高。因此，本病发病机制有各种因素，可能先有致病因子（病毒）作用于易感患者，引起非特异性前驱期症状；另一方面致病因子引起色素细胞抗原性改变，而发生自身免疫反应，出现全身性色素细胞受损害的各种表现。本病主要病变在葡萄膜和 RPE，伴有色素细胞的破坏。病理为慢性弥漫性肉芽肿性炎症。最后脉络膜纤维化，大中血管层血管数减少，RPE色素广泛脱失、形成晚霞样眼底改变。

（二）临床表现

本病好发于青壮年，以 20～40 岁为多，男女无差别，多双眼发病。临床分为三期。

1.前驱期

突然发病，多有感冒症状：头痛、头晕、耳鸣。严重者有脑膜刺激症状，脑脊

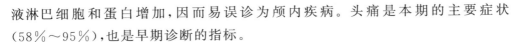

液淋巴细胞和蛋白增加,因而易误诊为颅内疾病。头痛是本期的主要症状(58%～95%),也是早期诊断的指标。

2.眼病期

前驱症状后3～5天出现眼症状几乎双眼同时急性发病,视力高度减退。

(1)Vogt-Koyanagi(VK)病:以渗出性肉芽肿性虹膜睫状体炎为主,也伴有弥漫性脉络膜视网膜炎。前节炎症迅速发展,有大量渗出遮盖瞳孔区和虹膜后粘连,眼底看不清,视力高度减退,未及时治疗可引起各种并发症,如瞳孔锁闭、膜闭和继发性青光眼。

(2)Harada病:双眼视力突然减退,前节炎症轻,但眼底改变明显,起病时视盘充血,其周围和黄斑部明显水肿,易误诊为视神经炎或中心性浆液性视网膜病变,逐渐全眼底水肿发灰,并表现为多灶性病变,相互融合形成局限性视网膜脱离,进而引起视网膜下方大片脱离。

3.恢复期

眼部炎症逐渐消退,前节炎症易遗留虹膜后粘连;视网膜下液吸收,视网膜复位。眼底色素脱失,形成所谓晚霞样眼底,并有散在大小不等色素斑和色素脱失斑,视盘周围往往有灰白色萎缩晕。

本病轻重程度不等,轻者为一过性炎症,虽有视网膜脱离,但无明显"晚霞样"眼病,称为顿挫型;严重者半年以上炎症持续存在,称为迁延型,往往是由于治疗不当,例如皮质激素治疗开始晚或量不足或中途停药以致长期不愈,表现为肉芽肿性炎症,反复发作,发生严重并发症,甚至失明。脱发、白发和白癜风多发生在眼病开始后数周到数月,一般5～6个月恢复。

(三)诊断与鉴别诊断

1.诊断

初期自觉症状有头痛、头晕、耳鸣,临床上表现为双眼弥漫性葡萄膜炎,前节发展为肉芽肿性炎症;后部视盘、黄斑部水肿、多发性视网膜脱离斑,以及晚期的"晚霞样"眼底,并伴有毛发、皮肤等改变,常可作出诊断。

2.鉴别诊断

(1)视神经炎或中心性浆液性视网膜脉络膜病变:晶状体后间隙检查可早期发现葡萄膜炎。

(2)急性后极部多发性鳞状色素上皮病变(acute posterior multifocal pigment epitheliopathy,APMPPE):在后极部也有斑状病变,但早期荧光眼底血管造影两者有明显不同;而且VKH综合征很快就出现葡萄膜炎的体征。

(四)治疗

本病自从应用糖皮质激素治疗以来,视力预后有很大改进。除局部应用以外,应早期全身给药,用量要足,早期用大量糖皮质激素时要快减,以后慢减,一个月内避免急剧减药,最后用维持量要长,不少于3～6个月。因长期用药应当用中效的泼尼松,一般每天80～100 mg每早7～8时一次顿服。根据病情减药后要改为隔天服药法。在减药过程中如有复发可加局部用药。病情严重者或皮质激素治疗开始的晚,用药时间要长,甚至需用药一年以上,其他治疗同一般葡萄膜炎。

七、Behcet 病

本病为慢性多系统损害的疾病,Behcet(1937)首先提出本病的四大特点,即复发性口腔溃疡、阴部溃疡、皮肤改变和葡萄膜炎。葡萄膜炎反复发作可导致多数患者失明。

(一)病因和发病机制

原因不明。中东和日本多发,在我国占特殊性葡萄膜炎的第四位。因患者有多种自身抗体,推想可能是一种自身免疫性疾病。主要病理改变是闭塞性血管炎,现已证明是由免疫复合物 Arthus 反应所致。其他如纤维蛋白溶解系统功能低下高凝状态,中性白细胞的功能异常,活性氧亢进,中毒因素以及遗传因素(HLA-B5、HLA-B51、HLKA-DR5 检出率高)都可能与之有关。

(二)临床表现

1.全身表现

常有早期前驱症状,如低热、食欲缺乏、反复咽喉炎等。逐渐出现以下改变。

(1)口腔溃疡:为最多见,常侵犯口唇、齿龈、舌和颊部黏膜。初起发红,轻度隆起1～2天后形成灰白色溃疡,2～12 mm,7～10天消失,不遗留瘢痕。

(2)外阴部溃疡:男性比女性多发。

(3)皮肤改变:常见者有结节性红斑、皮疹、毛囊炎,以及皮肤针刺反应。

(4)血管炎:大、中、小血管都被侵犯,特别是静脉、浅层血栓性静脉炎最为多见。

(5)关节炎:为多发性关节炎,多侵犯下肢。

(6)消化道症状:严重者胃黏膜溃疡。

(7)神经精神症状:可出现中枢神经和脑膜刺激症状,有时有记忆力减退和性格改变等。

2.眼部表现

本病 70％～80％发生葡萄膜炎,男性多于女性,20～40 岁发病较多。双眼反复发作平均间隔 1～2 个月,短者一周,长者 2 年,病程较长,可达 10～20 年,多致失明。眼病有 3 种类型。

(1)前葡萄膜炎:仅前节炎症,多次反复,表现为急性渗出性虹膜睫状体炎,有较多细小 KP,往往出现前房积脓,其特点是出现的快,消失也快。反复发作发生各种并发症。

(2)玻璃体炎型:是以玻璃体混浊为主的反复性炎症。此型是以睫状体炎为主,并可见视网膜静脉扩张,视网膜水肿,但无出血和渗出。

(3)眼底病型:为严重类型,大多数病例前后节都有炎症和玻璃体混浊。病变过程如下。

早期改变:是以视网膜血管炎为主,静脉扩张,在其附近往往有毛刷样出血;动脉变细,有的血管闭塞成白线;小静脉、毛细血管的通透性增强而引起后极部视网膜弥漫性水肿混浊。甚至仅有轻度前节炎症也有视网膜血管炎。

晚期改变:可发生视网膜血管分支阻塞,视网膜有大片出血和渗出,甚至发生新生血管伸向玻璃体而引起玻璃体出血。小动脉闭塞性血管炎引起缺血性病变,导致视网膜浅层坏死,呈灰白色的视网膜栓塞。疾病反复发作视网膜脉络膜变性发生持续性水肿混浊;黄斑部水肿囊样变性常发生板层裂孔。由于血管周围继发性纤维增生也可引起视网膜脱离。视盘充血,边界不清,当视网膜血液供给进行性丧失,视网膜神经纤维层萎缩可导致视盘萎缩,色变浅;或者视盘血管闭塞由于缺血而发生急剧性视力丧失,最后发生视神经萎缩。

(三)诊断与鉴别诊断

1.诊断

根据主要和次要改变分为两型。主要改变为反复性口腔溃疡、阴部溃疡、皮肤病和葡萄膜炎。次要改变有关节炎、胃肠道疾病、附睾炎、血管炎及神经系统疾病。在疾病过程中 4 种主要改变都出现称为完全型;不完全型是指疾病过程中有 3 个主要改变或典型眼部改变如前房积脓或典型视网膜血管炎,再加一种主要改变如反复性口腔溃疡。不能诊为不完全型者称为可疑型。皮肤针刺反应很有诊断价值。

2.鉴别诊断

(1)伴有视网膜血管炎的葡萄膜炎:如结节病性葡萄膜炎 多为视网膜静脉周围炎,有其特殊的全身改变,但无黏膜和皮肤改变。又如多发性出血性视网膜血管炎,表现为轻度前葡萄膜炎,双眼发病为多发性视网膜血管炎,视网膜毛细血管无灌注,玻璃体炎,原因不明,糖皮质激素治疗有效(Blumenkranz,1988)。

(2)伴有前房积脓性前葡萄膜炎:如强直性脊柱炎、Reiter病虽有关节炎和前房积脓,但后节正常,也无黏膜和皮肤改变。

(四)治疗

同一般葡萄膜炎,注意散瞳。前节炎症可局部点眼或结膜下注射糖皮质激素;后节炎症在发作时可球旁注射,以缓解急性炎症。本病不宜全身应用糖皮质激素。主要用免疫抑制剂如瘤可宁或环磷酰胺。一般先用秋水仙碱,每次 0.5 mg 每天 2 次,不良反应少。如果无效,首选瘤可宁,这是治疗本病最有效毒性最小的免疫抑制剂每天 0.1~0.2 mg/kg,根据病情逐渐减量至每天 2 mg 用药约 1 年。严重病例各种药物治疗无效者可口服环孢素 A 每天 3~5 mg/kg,分 2 次服用,因对肝肾不良反应大应慎用。以上药物都有不良反应,用药前要说明可能发生的不良反应并取得患者或家属同意而且无全身禁忌证者方可用药。治疗过程中应每周检查白细胞和血小板。用环孢素 A 要检查肝肾功能及血清蛋白电泳。其他药物有血管扩张剂、抗凝剂、吲哚美辛(消炎痛)及维生素 C、E 等。中药以清热解毒、凉血祛瘀为主。

第八章

玻璃体疾病

第一节 先天性玻璃体异常

一、Bergmeister 视盘

胚胎时期,神经纤维长入原始视盘上皮,来自视盘的细胞可以从视杯内层向玻璃体分离,这些神经外胚层细胞构成 Bergmeister 视盘。大约在妊娠第四个月时,Bergmeister 视盘胶质细胞增多,并产生胶质鞘包绕玻璃体内动脉。随后玻璃体动脉退化萎缩。如果退化不完全,在视盘上可残留胶质组织。

(一)临床表现

视盘表面存在薄厚不一的胶质残留。可合并其他先天性异常,如视盘前血管环、玻璃体动脉残留、原始玻璃体增生症、牵牛花状视盘异常。

(二)诊断与鉴别诊断

诊断依据眼底表现。

鉴别诊断:牵牛花状综合征,视盘先天畸形的一种。表现为大视盘、大陷凹伴血管放射状排列,可有增厚的神经胶质层,有视功能障碍。

(三)治疗

该病不影响视力,无须特殊治疗。

二、玻璃体动脉残留

胚胎 6～7 周时,玻璃体动脉从视盘经玻璃体到达晶状体,11 周时开始退化,胚胎 8 个月时玻璃体动脉萎缩,蜷缩于玻璃体管中,少数人或早产儿该动脉

萎缩不全,形成残留。

(一)临床表现

1.症状

患者可感觉眼前有条状黑影飘动。

2.眼底检查

视盘前方有一灰白色半透明的条索状物向前伸向玻璃体,该条索随眼球运动而飘动,条索中有时可见到血细胞。

3.裂隙灯检查

有时可在晶状体后囊看到一个小环,这是玻璃体动脉的附着部,称为 Mittendorf 圆点。

(二)诊断与鉴别诊断

诊断依据眼底表现。

鉴别诊断:视盘前血管环,这是血管从视盘先进入玻璃体腔,然后回到视盘,再开始向视网膜分支。血管环至少有一个上升支和一个下降支。80%～95%为动脉起源。约30%血管环上包有白色的神经胶质鞘。而玻璃体动脉残留仅有一个单一条索状血管,不具有上升支和下降支。

(三)治疗和预后

一般不影响视力,无须治疗。

三、永存原始玻璃体增生症

永存原始玻璃体增生症(persistent hyperplastic prima ry vitreous,PHPV)为原始玻璃体纤维和血管残留物,存在于视神经表面与晶状体之间。视盘部明显的纤维胶质增生,合并原始玻璃体增生时,可牵引视网膜最终导致视网膜脱离。该病单眼发生率为90%。

(一)临床表现

1.症状

视力减退,经矫正不能提高。合并青光眼时可失明。

2.外眼检查

程度较轻的小眼球。

3.裂隙灯检查

(1)浅前房,可导致继发性青光眼。

(2)晶状体小。

（3）散瞳后可见长的睫状突。

（4）许多病例晶状体后囊有小裂缝，可产生白内障，而致白瞳症。

（5）有些病例可观察到晶状体后囊 Mittendorf 圆点。

4. 眼底检查

可见视神经和晶状体之间存在胶质组织。严重病例在视盘周围可存在牵拉性视网膜脱离。

（二）诊断与鉴别诊断

诊断主要根据眼底原始玻璃体胶质组织的存在合并小眼球、浅前房、晶状体后囊裂、白内障或发生闭角型青光眼。

鉴别诊断：白瞳症（见有关章节），特别是视网膜母细胞瘤。该病常累及双侧，从不合并小眼球或白内障。超声波检查有助于鉴别，检查时应特别注意判断眼轴的长度。

（三）治疗与预后

晶状体完全混浊后可导致继发性青光眼，症状发生后不久，可通过角巩膜切口或扁平部切口行晶状体和前部玻璃体切割。手术成功则可以保留眼球，但不能改善弱视。

第二节　遗传性玻璃体视网膜病变

一、遗传性视网膜劈裂症

遗传性视网膜劈裂症，又名青年性视网膜劈裂症，发生在男性，为性连锁隐性遗传。表现为玻璃体视网膜的变性。典型的眼底表现为视网膜纱膜样改变，或黄斑部出现典型的"辐轮样结构"视网膜劈裂，视网膜电图表现为 b 波振幅下降。对视力威胁的主要并发症为黄斑劈裂、视网膜脱离和玻璃体积血。常为双眼发病。自然病程进展缓慢，部分病例可自行退化。

（一）临床表现

（1）患者可无症状或仅有视力减退。

（2）眼底检查：①遗传性视网膜劈裂症的视网膜内层隆起，通常在颞下象限，劈裂视网膜前界很少到达锯齿缘，而后界可蔓延到视盘。常合并内层裂孔。如果视网膜内层和外层都出现裂孔,将会发生视网膜脱离(图 8-1)。②黄斑部出现典型的"辐轮样结构"或称"射线样结构"改变。③部分病例发生反复的玻璃体积血。

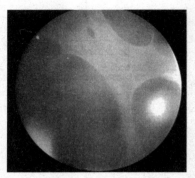

图 8-1　遗传性视网膜劈裂症眼底表现

(3)电生理检查:视网膜电图显示 a 波振幅正常,b 波振幅下降。诊断依据眼底改变和视网膜电图。

(二) 治疗与预后

该病不合并视网膜脱离时,无手术指征。合并玻璃体积血时,最好采取保守治疗。当合并视网膜脱离时应及时进行手术治疗。

二、Wagner 病、Jansen 病和 Stickler 综合征

Wagner 病、Jansen 病和 Stickler 综合征(又名 Stickler 关节病玻璃体视网膜变性综合征)是一组合并玻璃体液化、玻璃体腔空腔的疾病,为常染色体显性遗传。Wagner 病不合并视网膜脱离,Jansen 病与 Stickler 综合征常合并视网膜脱离。

(一)临床特点

1.症状

一般无临床症状,当合并视网膜脱离时可有相应的症状。

2.遗传特点

常染色体显性遗传。

3.眼部体征

早年发生白内障。眼底特点包括:玻璃体液化致巨大的透明空腔;赤道部和血管周围子午线方向的格子样变性(图 8-2);视网膜前玻璃体有致密的无血管膜牵引视网膜;容易发生视网膜脱离。

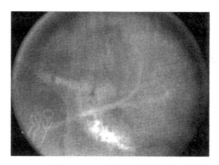

图 8-2 Wagner 病、Stickler 综合征的视网膜格子样变性

4.视网膜电图

显示轻微下降的 a 波和 b 波。

5.Stickler 综合征

Stickler 综合征为常染色显性遗传病。眼部特点:视网膜前有无血管膜,血管旁格子样变性。玻璃体液化形成空腔、近视、白内障,视网膜脱离的发生率高,伴多发裂孔。

(二)治疗与预后

患者应警惕视网膜脱离。对患者应进行眼底追踪,发现视网膜裂孔或格子样变性应及时进行预防性激光治疗;合并视网膜脱离,应尽早进行手术治疗。

三、家族渗出性玻璃体视网膜病变

家族渗出性玻璃体视网膜病变(familial exudative vitreoretinopathy,FEV)是常染色体显性遗传病,眼底改变类似早产儿视网膜病变,颞侧周边视网膜存在无血管带,纤维组织增生,导致牵拉性视网膜脱离,并合并视网膜下渗出和渗出性视网膜脱离。

(一)临床特点

颞侧周边部视网膜存在无血管区和增生病变,新生儿期可看到牵拉性渗出性视网膜脱离。以后可发生晶状体后纤维增生,视网膜毛细血管扩张,该病变双眼改变对称,患者常无症状。FEV 的眼底改变与未成熟儿视网膜病变的改变相同。但发生在足月产婴儿,有家族史,家族成员中眼底周边有血管牵引或无灌注区(图 8-3)。

(二)鉴别诊断

未成熟儿视网膜病变:发生在低体重的早产儿,常有大量吸氧史。眼底周边部血管分化不良致无血管区,最初发生增生性病变在颞侧周边。FEV 常发生在无吸氧史的足月产儿。

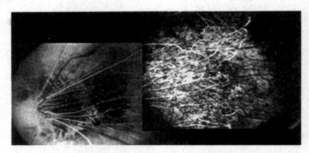

图 8-3　家族渗出性玻璃球视网膜病变

四、原始玻璃体持续增生症

原始玻璃体持续增生症（persistent hyperplastic primary vitreous，PHPV）又称为持续性胚胎血管症（persistent fetal vasculature，PFV），是由于原始玻璃体没有退化所致。近几年推荐使用持续性胚胎血管症的名称。90％的患者单眼发病，视力较差。有前部 PHPV 和后部 PHPV 两种表现，也有两种表现同时存在，称为"混合型"。视力预后较差。

（一）前部 PHPV

1.临床特点

前部原始永存玻璃体动脉，晶状体后血管化的纤维膜，小眼球，浅前房，晶状体小，合并白内障，围绕小晶状体可见被拉长的睫状突。出生时即可看到白瞳征，还可以合并青光眼。

自然病程多数患者黑矇，少数患者经手术可以保留部分视力。

2.鉴别诊断

前部 PHPV 应和视网膜母细胞瘤相鉴别，后者很少发生在出生时，几乎不出现小眼球，很少有白内障，眼部超声和 CT 都可以发现钙化物质，能够鉴别这两种不同的病。

（二）后部 PHPV 和混合型 PHPV

1.临床特点

后部 PHPV 可以单独存在，也可以与前部 PHPV 共同存在。小眼球，前房正常，晶状体透明，不合并晶状体后纤维增生膜，玻璃体腔内花梗样组织从视盘发出，向前延伸，常常沿着视网膜皱襞延伸，视网膜皱襞常被拉向颞下周边。这些花梗样组织呈扇面样向着前部玻璃体展开。

2.鉴别诊断

后部 PHPV 应和早产儿视网膜病变、家族渗出性玻璃体视网膜病变相鉴别。早产儿视网膜病变要有早产和吸氧史,家族渗出性玻璃体视网膜病变很少有小眼球,周边存在无血管带。

第三节　增生性玻璃体视网膜病变

增生性玻璃体视网膜病变(proliferative vitreoretinopathy,PVR)定义为视网膜表面发生无血管的、纤维细胞性的膜增生,是引起视网膜再脱离的主要原因。多数眼发生在近期孔源性视网膜脱离修复术后,部分自发 PVR 发生在陈旧性视网膜脱离、外伤和炎症性视网膜脱离。

PVR 通过视网膜色素上皮细胞、胶质细胞和一些炎性细胞及炎性细胞因子等在视网膜表面和玻璃体内增生,这些细胞具有收缩特性,它们的收缩牵引了视网膜,形成了视网膜的固定皱襞;它们的牵引可以导致视网膜裂孔再开放;轻微的增生表现为视网膜前膜,发生在黄斑区为黄斑前膜(图 8-4)。增生性玻璃体视网膜病变多发生在下方,推测与细胞的重力有关。PVR 自发的吸收很罕见。发生 PVR 的危险因素有大面积的视网膜脱离,较大的裂孔,玻璃体积血,眼外伤,孔源性视网膜脱离合并脉络膜脱离;近期的视网膜手术,大范围的冷凝,术中出血;术后视网膜裂孔闭合不佳,术后发生脉络膜脱离等。长期的视网膜脱离可以自发产生 PVR(图 8-5)。术前已存在的 PVR 和术后发生的 PVR 导致视网膜再脱离的眼要尽快进行手术,可以联合巩膜环扎术,以缓解基底部后缘前PVR 引起的环形收缩,手术要彻底清除玻璃体,清除全部视网膜前膜,尽量不制造视网膜裂孔,避免更多的视网膜色素上皮细胞进入玻璃体腔,尽量不采用冷凝而采用光凝封闭裂孔,发生大范围的视网膜前移位时,建议摘除晶状体,小心清除引起前移位的玻璃体。术中灌注液内可以增加5-FU(250 μg/mL)联合低分子量肝素(5 IU/mL)等抗细胞增生药,也可以术后4周内加用中等剂量的皮质激素,每周递减。在 87 例 PVR 视网膜脱离用药和 87 例 PVR 视网膜脱离未用药的对比研究中显示,术后 PVR 的发生率在用药组为 26.4%,未用药组为12.6%。也有在灌注液内持续灌注柔红霉素7.5 μg/mL,共 10 分钟,可以有效地控制

PVR 和外伤 PVR。

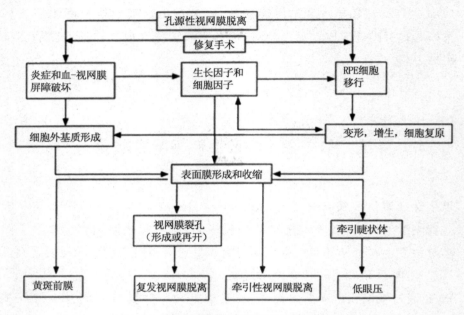

图 8-4　增生性玻璃体视网膜病变的发病机制

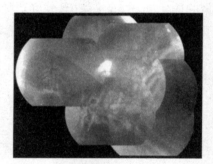

图 8-5　视网膜脱离合并严重的 PVR

图中显示下方视网膜上的固定皱裂

第四节　玻璃体视网膜交界区疾病

视网膜交界区的玻璃体纤维和内界膜组成基底层,两者均由 Müller 细胞在胚胎第5周合成，基底层随年龄增加逐渐增厚。玻璃体胶原锚定在视网膜内界膜上。玻璃体与视网膜的紧密粘连程度依次为玻璃体基底部、视网膜血管部、视盘和黄斑中心凹。后天获得的格子样变性区和视网膜脉络膜的瘢痕部玻璃体与视网膜粘连紧密。玻璃体发生后脱离时容易在粘连紧的部位将视网膜撕出裂孔，这是老年人视网膜脱离常由马蹄孔引起的原因，也是老年人容易发生黄斑裂孔的原因。不完全的玻璃体后脱离刺激了视网膜内界膜被认为是黄斑前膜的起因，此外，这组疾病还包括黄斑裂孔和玻璃体黄斑牵引综合征。

一、黄斑前膜

黄斑前膜可以是特发性也可以是继发性。特发性黄斑前膜无确切眼病史，继发性黄斑前膜发生在眼病后或眼手术后。黄斑前膜的发生推测是由于内界膜的缺损造成视网膜胶质细胞的增生。继发性黄斑前膜上还有一些纤维细胞、巨噬细胞等。黄斑前膜可以很薄，像玻璃纸样，可引起视网膜内界膜的收缩产生表面的波纹，比较厚的膜可以遮挡视网膜血管（图8-6），引起明显的视网膜皱缩。内眼手术后的黄斑前膜常常表现为黄斑皱缩，检眼镜下内界膜反光增强、变形、血管渗漏，时间长可以合并黄斑囊样水肿。大多数黄斑前膜经过一段生长周期后比较稳定，黄斑前膜常常导致患者视物变形和视力下降，视力下降是缓慢的。通过玻璃体手术剥除黄斑前膜可以缓解因前膜牵引黄斑导致的视力下降，在一定程度上改善视物变形。手术适应证选择视力的标准一般为视力下降到0.3～0.4，但是要根据患者的视力障碍程度和工作性质对视力的要求，以及术者的经验决定。

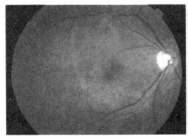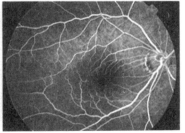

图 8-6　一例黄斑前膜患者的眼底像和眼底荧光血管造影

二、特发性老年黄斑裂孔

特发性老年黄斑裂孔（图8-7）主要发生在60岁以上屈光正常的老人，妇女多见。大多数研究者认为，在玻璃体发生液化后脱离的年龄性改变过程中，后部玻璃体皮层与视盘和黄斑的粘连比较紧。中心凹部玻璃体对视网膜产生垂直向的牵引导致最初像马蹄孔样的裂孔形态,由于孔周围视网膜内界膜对孔的平行向牵引力致使裂孔继续扩大。按病变发展过程分为 4 期。1 期:又称孔前期,中心凹消失、变平,即将发生裂孔,中心凹部出现黄色小点或环,无玻璃体后脱离。2 期:早期孔形成,呈新月形裂孔,裂孔瓣被玻璃体牵引,视力逐渐下降,出现视物变形。3 期:完全的黄斑孔合并中心凹部的玻璃体后脱离,常在 3~6 个月内发生。多数患者裂孔继续扩大,一般为 500 μm。可持续数月或数年。孔缘的视网膜前膜收缩使内界膜起皱,以及孔缘的视网膜脱离,OCT 显示黄斑孔前有一盖。4 期:玻璃体不仅和黄斑区分离,而且和视盘分离,此时 OCT 上只见到孔,看不到盖。患者通常主诉视物变形和中央区的视力下降,随病程进展逐渐出现中央暗点,视物变形加重。多数患者在形成全层孔后视力下降到 0.1,少数病例继续下降到 0.05。激光照射黄斑孔周围可以导致视力的继续破坏。玻璃体手术的干预目的是封闭裂孔,阻止病变的进展。手术后裂孔封闭率高达 90%,视力改善率为 50%~70%,视力改善的程度受到术前病程和视力水平的影响。手术适应证选择 2~4 期的黄斑裂孔,视力标准尽可能选择视力低于 0.5 的患者。但也要根据术者的经验和患者的要求。OCT 检查可以很好地显示 1~4 期的改变。

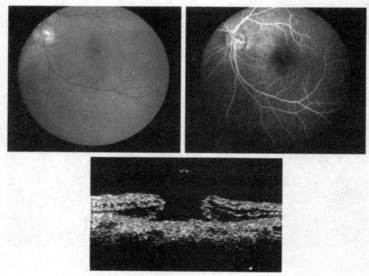

图 8-7　特发性老年黄斑裂孔

左图为眼底像;右图为眼底荧光血管造影;下图是同一患者的 OCT 改变

三、玻璃体黄斑牵引综合征

玻璃体黄斑牵引综合征包括一组由于玻璃体不完全后脱离,部分玻璃体与黄斑区和视盘附着紧密,产生对黄斑垂直向牵引的病症,病因不清。这种牵引导致中心凹变平,甚至出现囊腔,黄斑易位,使患者视力下降、视物变形和复视。病程长的患者黄斑产生囊性改变。玻璃体切割术能够缓解对黄斑的牵引,可不同程度地提高视力或稳定视力。OCT 可以显示玻璃体牵拉黄斑致黄斑水肿。

四、黄斑水肿

(一)糖尿病性黄斑水肿

糖尿病性黄斑水肿见图 8-8,很多研究发现糖尿病性视网膜病变患者中黄斑水肿在已发生玻璃体后脱离眼中发生率低,并观察到一些患者自发产生玻璃体后脱离后,黄斑水肿减轻、视力改善。糖尿病性视网膜病变眼的胶原的交联高于普通眼 3 倍,后玻璃体皮层增厚,OCT 显示黄斑被牵引变平、增厚,可以合并水肿。部分病例经玻璃体切割术联合皮层玻璃体的清除,水肿可以在一定程度上得到改善。

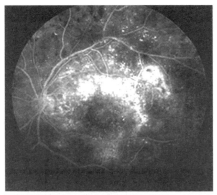

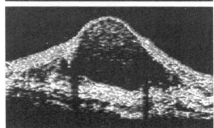

图 8-8　糖尿病性视网膜病变合并弥散性黄斑水肿

上图为荧光血管造影;下图为同一患者的 OCT

（二）囊性黄斑水肿

囊性黄斑水肿推测黄斑区容易产生囊样水肿的原因与黄斑区内界膜较薄、玻璃体视网膜的粘连较紧、玻璃体直接锚入 Müller 细胞有关。玻璃体切割术对无晶状体眼和假晶状体眼囊样黄斑水肿有较好的疗效，很多研究报道平均改善3行以上到5行以上的视力。

五、视网膜裂孔和孔源性视网膜脱离

视网膜裂孔主要有两种类型，一种是小圆形裂孔，另一种是马蹄形裂孔。前者常常发生在年轻人，往往不合并玻璃体后脱离；后者发生在高度近视者和老年人，与玻璃体后脱离的形成有关，可同时看到玻璃体后脱离。如果裂孔发生在视网膜的血管部位，常牵破血管造成玻璃体积血。出现视网膜裂孔时患者可以有固定部位的闪光感，合并玻璃体积血的患者可以感觉到眼前飘黑点，如果视网膜脱离尚未发生，裂孔周围进行激光光凝，可以阻止视网膜脱离的发生。合并视网膜脱离时，患者可以感觉眼前有纱膜样或黑影样遮挡物。此时可以根据情况选择巩膜扣带术或玻璃体切割术治疗。

参 考 文 献

[1] 万道红.眼科检查技术与疾病治疗[M].长春:吉林科学技术出版社,2019.

[2] 马伊.新编眼科疾病诊疗学[M].天津:天津科学技术出版社,2020.

[3] 王云,曹岐新,王建琴.实用眼科药物学[M].贵阳:贵州科技出版社,2019.

[4] 冯梅艳.现代眼科疾病诊疗与护理[M].哈尔滨:黑龙江科学技术出版社,2019.

[5] 吕天伟.现代眼科常见疾病诊疗[M].南昌:江西科学技术出版社,2019.

[6] 刘汉生,唐罗生.眼科功能影像检查[M].北京:科学出版社,2021.

[7] 苏杰.现代眼科疾病检查与治疗[M].昆明:云南科技出版社,2019.

[8] 王斌,李青松,韦乐强,等.临床眼科疾病诊疗实践[M].北京:科学技术文献出版社,2019.

[9] 邵毅.眼科疾病临床诊疗技术[M].北京:科学技术文献出版社,2019.

[10] 周占宇.现代眼科疾病诊治[M].北京:科学技术文献出版社,2019.

[11] 修彩梅.眼科手术操作技术与临床实践[M].北京:科学技术文献出版社,2020.

[12] 姜蕾.眼科临床诊治基础与技巧[M].长春:吉林科学技术出版社,2020.

[13] 姚靖.实用眼科指南[M].天津:天津科学技术出版社,2020.

[14] 党晓辉.新编耳鼻咽喉与眼科诊疗学[M].天津:天津科学技术出版社,2019.

[15] 鲍莹.眼科疾病的现代诊断与治疗[M].北京:科学技术文献出版社,2020.

[16] 刘淑伟.临床眼科医师治疗手册[M].武汉:湖北科学技术出版社,2020.

[17] 王普升.现代眼科基础与临床实践[M].北京:科学技术文献出版社,2019.

[18] 黎晓新,姜燕荣.眼科医师技能培训大纲[M].北京:人民卫生出版社,2019.

［19］颜廷芹.临床眼科诊疗常规［M］.沈阳：沈阳出版社,2020.

［20］薛丹.眼科疾病临床诊治策略［M］.北京：科学技术文献出版社,2019.

［21］李兰.现代眼科疾病规范诊治与新进展［M］.天津：天津科学技术出版社,2020.

［22］吴革平.耳鼻咽喉与眼科疾病临床诊疗技术［M］.济南：山东大学出版社,2021.

［23］沈健,胥利平,付琳.眼科临床技能操作［M］.北京：科学出版社,2021.

［24］张雅丽.精编临床眼科诊疗学［M］.长春：吉林科学技术出版社,2020.

［25］陈中山.眼科疾病临床诊疗精要［M］.北京：科学技术文献出版社,2019.

［26］陈景尧.临床常见眼科疾病诊治对策［M］.北京：科学技术文献出版社,2020.

［27］周茂伟.精编眼科诊疗常规［M］.长春：吉林科学技术出版社,2020.

［28］晁岱岭.眼科疾病临床诊疗要点［M］.南昌：江西科学技术出版社,2020.

［29］徐哲.眼科手术操作与技术突破［M］.长春：吉林科学技术出版社,2019.

［30］唐宏伟.临床眼科治疗精要［M］.汕头：汕头大学出版社,2019.

［31］蒋敬霞,门盛男,耿斐,等.眼科护理与临床用药［M］.成都：四川科学技术出版社,2021.

［32］王文.眼科检查与诊疗技术［M］.哈尔滨：黑龙江科学技术出版社,2020.

［33］庞凤.眼科疾病临床诊疗思维［M］.哈尔滨：黑龙江科学技术出版社,2019.

［34］王桂初.精编眼科疾病诊疗学［M］.长春：吉林科学技术出版社,2019.

［35］郑得海.眼科疾病诊疗学［M］.长春：吉林科学技术出版社,2020.

［36］吴尚.人工泪液对眼科白内障术后患者的治疗效果观察［J］.中国冶金工业医学杂志,2021,38(2):207-208.

［37］张伟,赵堪兴,李月平.新中国斜视与小儿眼科学科建设和诊疗技术发展历程［J］.中华眼科杂志,2020,56(3):161-165.

［38］姚克,王玮.中国白内障诊疗技术70年回顾［J］.中华眼科杂志,2020,56(5):321-324.

［39］温佶俐,陈俊杰,邵慧君,等.斜视复视多学科联合诊疗的必要性［J］.中华眼外伤职业眼病杂志,2020,42(8):575-579.

［40］李琰琰,张珂,王丽丽,等.大型综合医院眼眶病专业门诊疾病谱分析及诊治经验［J］.国际眼科杂志,2022,22(7):1234-1238.